Raison perdue… ?
L'illusion psychiatrique

Bernard W. Sigg

avec la collaboration de Jean-Jacques Ritz

Raison perdue... ?

L'illusion psychiatrique

L'Harmattan

Des mêmes auteurs

Jean-Jacques Ritz

P. Bouchet, P. Berger, E. Llorca, J. Mégard, J.J. Ritz, J.J. Vernier, « Notes pour introduire une théorie de l'hospitalisation à l'hôpital psychiatrique par J.P. Losson et S. Parizot »», *L'information psychiatrique*, vol 55, n° 10, 1979, p. 1149-1161

« Prendre soin : la psychologie entre interventions et récupérations in canal psy », *Bulletin des étudiants de L'Institut de psychologie de l'Université Lumière Lyon 2*, février 1994

« Émergences et effacements du sujet dans l'histoire de la psychiatrie française », *Le Coq Héron*, Éres, n° 209, juin 2012

Bernard W. Sigg

« Comment mettre la psychiatrie en question ? », Remarques à R. Castel sur son article de la Revue Française de Sociologie 1971/1 in doc. RCP 255.

« Le statut de la psychiatrie : science ou appareil idéologique ? », *Revue de Médecine Psychosomatique et Psychologie Médicale*, 1978/1

« Psychiatrie ? Non-Science ! », Recueil de 7 articles sur des pratiques psychiatriques, *Cahiers du CERM*, n° 154, 1978

« Psychiatre, où es-tu ? », Lyon, *L'Apostille,* automne 1993/1

Conférences des 30e & 40e anniversaires de l'Imagerie :

« Hors les faux lits de la folie », 2001 ; « D'un au-delà si proche » 2011

5-7, rue de l'École-Polytechnique, 75005 Paris
http://www.editions-harmattan.fr
ISBN : 978-2-343-13276-1
EAN : 9782343132761

À toutes celles et ceux qui ont été brisés par des diagnostics…

Avertissement aux lecteurs et lectrices

Ce travail est le bilan qui s'est imposé pendant notre carrière et n'a cessé d'accroître notre défiance. On y trouvera constats, réflexions critiques et théorisation. Au fil de quoi, notre point de vue personnel l'emporte souvent, tant le sujet est vaste, mouvant et émouvant.

Avant-propos

Quelle folie s'est donc emparée de l'espèce humaine pour qu'après avoir acquis tant de connaissances et quelque solidarité, la voilà revenue à ses errements passés : soif d'or et profit, racisme, migrations et massacres sur fond d'inégalité, de misère et de fanatismes. S'est ensuivi, bien sûr, un recul des cultures, de la santé et de la démocratie. Dès lors, des peuples qui aspiraient au progrès en luttant pour la justice se sont désespérés tandis que familles, groupes et associations se muraient dans le silence, l'abstention ou la soumission, non sans réactions coléreuses.

Faut-il mettre cela au compte de la « folie » ? Cela s'est fait, mais sous ce mot banalisé se mêlent les folies personnelles (excès ou désordres, humeurs et conduites à risque etc.) et des entreprises lourdes de menaces pour la collectivité telles que projets démentiels, abus de pouvoir ou scandales financiers par exemple. Y a-t-il alors une frontière de la folie ? Qui en décide ? Et comment parer à son franchissement ? Alors que l'on voit sévèrement sanctionnées de petites folies individuelles tandis que celles affectant gravement la société sont sciemment ignorées.

La question se pose donc : comment préciser et comprendre le degré d'incohérence supportable par une société humaine ? Avec cette interrogation : y a-t-il défaillance de l'esprit, du langage, dont soit responsable la Nature par des atteintes ou anomalies organiques, ou bien est-ce la qualité des relations interhumaines sexuelles, affectives, sociales qui est en cause ?

Des gens clairvoyants, depuis Cicéron jusqu'à Marx et Freud, ont soutenu ce déterminisme relationnel et des institutions en sont nées, tels les maristans du Maghreb médiéval, et plus près de nous, les centres psychopédagogiques et les Vet Centers (USA). Malheureusement, ils furent en butte à l'hostilité d'une alliance mystico-mécaniste de pouvoirs conservateurs privilégiant une répression autoritaire. Parallèlement, les désignations compréhensives comme *perturbation* ou *désordre psychique* se voyaient préférer des étiquetages comme *maladie mentale*, *handicap*, *arriération*, *démence* avec une connotation de fatalité, chronicité ou incurabilité marquant la personne pendant que l'entourage, les institutions et la société se trouvaient déresponsabilisées *a priori*. Triste confusion qui rappelle celle dissipée par la Révolution écartant de cela toute origine religieuse.

Passer de la possession à l'aliénation exigea pourtant des années de débats qui n'aboutirent qu'au compromis passé entre État et Médecine pour réduire une dangerosité présumée héréditaire et d'origine biologique ; loi et asiles y pourvoiraient. Ce qui fait penser au contrat de voyage d'une nef des fous dont la fin se dérobe devant un équipage dérouté par des courants ignorés et des vents changeants. Tous peuvent y reconnaître leur propre cas, aveuglés par illusions et désirs inconscients, autant que celui de l'humanité menée à son insu par l'idéologie. Double découverte de Freud et Marx mettant en lumière l'humaine folie ! Comment donc n'y voir que « pathologie mentale » confiée pour règlement à la psychiatrie, spécialité aux divergences tempétueuses ?

Deux exemples l'illustrent.

Le premier opposa Freud à Eugen Bleuler, sommité psychiatrique de l'époque qui, après avoir bien accueilli la psychanalyse, s'en écarta, faute de « preuves » matérielles ou physiologiques ! Alors que Freud patientait et se montrait conciliant au point de transformer son *Zentralblatt* en *Revue internationale de psychanalyse médicale* ! Il insista donc sur ses efforts pour « préserver les ponts qui conduisent de la psychanalyse à la psychiatrie[1] » et concluait : « Vous pratiquez la psychiatrie tandis que moi depuis bientôt trente ans je ne fais rien d'autre que de l'analyse... », voulant encore croire à un malentendu. Mais en 1930, Bleuler lui signifia leur rupture épistémologique : « Pour moi l'éthique et la conscience morale, par exemple, sont le résultat direct de la biologie ».

Second exemple, soixante-dix ans plus tard et toujours dialogue de sourds. Cette fois, entre deux hommes charmants que nous avons bien connus. R. Angelergues, neurologue, écrit le 4 décembre 1937 à L. Bonnafé, psychiatre se disant « désaliéniste » : « Si je n'ai pas pu adhérer à ton désaliénisme et à la désaliénation, c'est qu'ils ne suffisaient pas à répondre à la question que je me posais : pourquoi et comment sont-ils fous ? Les malades mentaux ne sont pas des aliénés mais des *surréalistes,* riches ou pauvres, avant d'être plongés dans la situation d'*aliénation*... C'est pour cela que quelques années après j'ai quitté la psychiatrie. » Puis il s'explique : « Travaillant essentiellement sur les aphasies, les agnosies et les apraxies, je fus amené à m'orienter vers la psychanalyse contre laquelle j'avais jusque-là exercé la facilité dangereuse de la polémique. Pourtant tu m'avais indiqué ce chemin... mais tu ne m'avais pas permis (et la faute n'en est qu'à moi) de comprendre qu'elle était la réponse à la question que je me posais. »

À cela, Bonnafé ne répondit qu'en défendant son désaliénisme à l'aide d'auto-citations, sans jamais évoquer psychanalyse ou psychiatrie. Quant au rôle du « social », essentiel pour eux deux, seul Angelergues le mentionna avec

---

[1] Lettre du 28 septembre 1910.

le langage, ajoutant que « le rapport sexuel est aussi un rapport social ».

Comme on le verra plus loin, il est clair que le débat n'a guère progressé. Privilèges médicaux, conservatisme psychiatrique, neurosciences et raison d'État bloquent toute réflexion. On se heurte aux mêmes doublets antagoniques (raison/déraison, normalité/folie, etc.), alors que fragilité et complexité de l'esprit humain exigent une dialectique souple.

Et l'on s'étonne que le système psychiatrique se détériore : crédits, équipements et postes se réduisent, dispensaires et autres institutions sont fermés autoritairement, faisant que les conditions d'accueil empirent… À un point tel qu'après philosophes et psychologues, ce sont maintenant des médecins qui s'inquiètent. Établir un bilan d'ensemble, amorcer une réflexion de fond s'est imposé à nous

Le mot composé hellénisant de « psych-iatrie » n'est-il pas déjà impropre ou même tendancieux ? Non pas qu'il soit inexact, puisque désignant la forme sous laquelle la médecine prétend soigner des psychés supposées malades, alors que là réside la faille: en quoi le sont-elles ? Et comment considérer cette psychiatrie comme une science, puisque son objet présumé, la *maladie mentale,* n'est qu'une représentation floue, fluctuante, sans dynamique pathologique claire et reproductible ? On vit ainsi l'homosexualité classée parmi les perversions, puis en être retirée tandis que les notions de guérison ou normalité devenaient proscrites ou à éviter… Et qui aujourd'hui se prononcerait sur l'état psychique d'un Néron ou d'un Louis XI, et moins encore d'une Jeanne d'Arc, lesquels passés aux électrochocs ou neuroleptiques n'auraient plus guère intéressé les historiens. Que dire alors de la tendance contemporaine consistant à déclarer malades mentaux ceux ou celles qui passent pour originaux ? Le philosophe québécois Alain

Bachand en fait une imposture[2] et Marie Didier[3] met en lumière le rôle de JB. Pussin qui, surveillant à l'hospice de Bicêtre, y devança Pinel en écoutant les internés comme des égaux. De quoi nous interroger…

On en trouve un écho plus récent dans une chronique de Bernard Baude, maire de Méricourt (Pas-de-Calais). Il y écrivait en mars 2014 : « Le monde est fou. Ce refrain résonne en nous et raisonne pour nous. Nous savons pourtant que la folie peut être douce, voire sensuelle. Elle est aussi mère de progrès considérables (merci, monsieur Einstein !). Parfois elle semble flirter avec des envies farouches d'un autre monde ; n'est-elle pas beauté quand elle nous propose : "Soyons réalistes, exigeons l'impossible !" Mais, pliant sous le poids du nécessaire réalisme, déclaré Officiel, nous oublions les poètes de l'absinthe, les savants fous et les révolutionnaires ayant l'Idéal pour seule boussole. Le monde devient alors si tristement fou…[4] »

J'interromps la citation, car c'est là que serait censée entrer en scène la psychiatrie. Mais Bernard Baude ajoute : « Ne nous appartient-il pas d'exiger le droit à notre folie ? » C'est la question qu'on se pose après une carrière en psychiatrie : peut-on vivre sans pouvoir librement imaginer, sans folles espérances et sans tolérance ? Des arrangements et des solutions existent. Cela se sait. Alors, pourquoi ne serait-ce pas possible pour tous et toutes ?

Nous y avons longuement pensé. Notre réflexion :

---

[2] *L'imposture de la maladie mentale- critique du discours psychiatrique*, Montréal, Liber, 2012.

[3] *Dans la nuit de Bicêtre*, Paris, Gallimard, 2006.

[4] « L'invité de la semaine », *L'Humanité*, 27 mars 2014.

1° expose l’état déplorable et souvent archaïque du système psychiatrique,

2° en le situant dans le contexte général,

3° avec illustration par trois histoires trop méconnues,

4° que suit une critique appuyée sur une revue épistémologique et théorique,

5° avant d’étudier la possibilité de pratiques résolument libératrices.

Un système très hospitalier

Panorama du système

Tout le monde se plaint aujourd'hui en France de la misère psychiatrique : particuliers, professionnels, journaux, Parlement ; c'est un fait maintenant bien connu. Des chiffres sont donnés : délais d'attente, nombre de malades supposé, chiffre insuffisant de psychiatres et chiffre excessif de postes restant vacants, etc. Plusieurs quotidiens ont même tenté de dresser un bilan, à commencer par *Le Point*, *La Croix*... Enfin, le député Robiliard a présenté un rapport au Parlement[5] ! Tout cela achève de convaincre que l'on ne sait pas de quoi l'on parle : maladies ? Soins ? Établissements ? Spécialistes ? Résultats ? Coût ? Rien de fiable !

À ma connaissance, il n'existe pas d'état des lieux complet, et moins encore d'enquêtes d'opinion sérieuses sur ce qu'est la psychiatrie. Elles seraient d'ailleurs peu concevables en l'absence de documentation objective et de statistiques valables, celles-ci étant rendues impraticables du fait de la variabilité diagnostique et des incessantes controverses nosologiques. Je ne puis donc fournir ici qu'une ébauche personnelle et rapide de la réalité présente.

Dans l'ensemble, la psychiatrie est aujourd'hui fort décriée en France du fait de l'arbitraire qui y conduit, de la brutalité qui s'y exerce avec le retour de la « contention » signalé dans le rapport Robiliard, de sa stagnation théorique et de sa misère croissante (réductions de crédits et de personnel, entretien délaissé, dépérissement de la sectorisation). De ce fait, et par suite aussi de sa marginalité au sein

---

[5] « Rapport d'information déposé par la commission des affaires sociales en conclusion des travaux de la mission sur la santé mentale et l'avenir de la psychiatrie et présenté par M. Denys Robiliard», Assemblée nationale, 18 décembre 2013.

de la « science médicale », la psychiatrie se montre la parente pauvre du système sanitaire français, lui-même en déclin. Et cela bien qu'elle jouisse d'un statut d'exception en tant qu'associée aux administrations répressives de l'État : préfectures, police et justice. Tout cela sans la moindre justification scientifique ou démocratique et dans la plus grande opacité.

En matière de réalité comptable, considérons seulement le nombre de psychiatres en exercice dans les services publics : 13 000 environ, nous dit-on, ce qui est un chiffre moyen au regard de la population. Malheureusement, et sans même poser la question cruciale de leur compétence, nous savons que des centaines de postes demeurent inoccupés ! À quoi s'ajoute la très inégale répartition de ces praticiens, dont témoigne le fait qu'ils sont plus nombreux dans une seule rue du 5e arrondissement de Paris que dans tout un département du Centre. Constat paradoxal qui n'a qu'une signification réduite, car la région agricole considérée pourrait offrir un calme idéal tandis que les excès de la vie parisienne pourraient justifier une autre répartition... Mais encore le dénombrement des spécialistes ne préjuge aucunement de la facilité d'accéder à eux. Une série de barrières sépare en effet le patient potentiel du soignant psychiatrique : distance et moyens de transport, langue et plus encore éducation ayant ou non valorisé la compréhension psychologique, classe et culture orientant vers le public ou le privé, moyens financiers, disponibilité horaire. Ainsi tout chiffre brut de l'offre n'a-t-il qu'un intérêt relatif.

Point n'est besoin de plus s'attarder sur la question des « moyens » si souvent soulevée. J'ai déjà dit la précarité des moyens en personnel et l'origine purement empirique des soins pharmacologiques ou autres. Il me faut, par contre, évoquer la variété d'établissements où sont offerts ces moyens soignants : hôpitaux, cliniques, centres de jour et de nuit, dispensaires, consultations, publics et privés. De plus, s'il y eut le moindre progrès, je pense qu'il s'est réalisé plutôt dans les nombreuses formules apparues au cours des dernières décennies, bien qu'une spécialisation outrancière s'y soit parfois manifestée. Un catalogue rapide[6] peut en être dressé sans prétendre à l'exhaustivité

---

[6] Citons :

1. Au titre de la *prévention* :

– dans l'Éducation nationale, les groupes d'aide psychopédagogique (GAPP), dénaturés en réseaux d'aide spécialisée (Rased), au niveau du primaire ; les centres d'information et orientation (CIO) pour écoles et collèges ; les bureaux d'aide psychologique universitaire (Bapu) ouverts aux étudiants, ainsi que quelques centres de soins intensifs comme la clinique de la Mutuelle des étudiants de France (Mnef) à Sceaux ;

– dans le champ de l'industrie et du commerce de nouvelles activités développées au sein de l'inspection et la médecine du Travail, tant à propos de la sélection que du harcèlement professionnel, en dépit des obstacles mis par le patronat.

2. Pour le soutien à l'*enfance* et aux *familles* :

– l'aide sociale à l'enfance (ASE) où un regard psychologique est présent ;

– les centres médico-psychopédagogiques (CMPP), initialement psychanalytiques, et liés à l'Éducation nationale comme centres psychopédagogiques, secondairement médicalisés !

– les externats médico-pédagogiques (EMP), équivalents des hôpitaux de jour pour des cures ambulatoires avec scolarité ;

– les internats médico-pédagogiques (IMP) à l'intention d'enfants non scolarisés avec régression importante ou développement initial dévié ; tous établissements plus ou moins assujettis aux intersecteurs de pédopsychiatrie ou en concurrence avec eux.

3. À l'intention d'*adolescents* et *jeunes adultes* en recherche d'emploi

– les centres d'aide par le travail (CAT), en externat ;

– les internats médico-professionnels (IMPro) à temps plein.

Fastidieuse énumération, utile dès à présent pour mesurer l'expansion de la psychiatrie. Et encore n'y ai-je pas inclus des institutions peu répandues mais assez spéciales[7].

On entrevoit l'extrême variété de personnels nécessaires pour couvrir les besoins de toutes ces institutions avec les formations, statuts et conditions d'exercice leur correspondant. Ne faudrait-il pas s'interroger sur le bien-fondé de cet éventail construit au coup par coup au fur et à mesure des besoins ? S'est-on jamais, d'ailleurs, interrogé sur la logique qui préside à cet ensemble ? Obscure pagaïe qui facilite aujourd'hui les coupes et fermetures requises par la politique d'économies forcées dite de rigueur ou d'austérité ! Quoi qu'il en soit, on en vient à ce qui s'annonçait, à savoir que l'état du système psychiatrique est globalement non mesurable.

---

4. Enfin, aux deux *extrémités de la vie*, les complications psychologiques et sexuelles sont recevables par les centres de planning familial, d'une part, et les consultations ou associations de gérontologie de l'autre.

[7] Centres de géronto-psychiatrie destinés aux gens âgés et/ou cas de maladie d'Alzheimer ; colonies agricoles d'Ainay-le-Château et Dun-sur-Auron pour cas chroniques, « sans espoir » ; unités de malades difficiles (UMD) utilisées aussi pour des cas dits « médicolégaux » ayant bénéficié d'un non-lieu.

Chaos théorique

Ayant dit les incertitudes pesant sur la psychiatrie et peint sa présente complexité, il me faut rendre compte des controverses et constructions spéculatives qui ont permis qu'elle devienne « spécialité » médicale, sinon science autonome comme certains l'ont rêvé.

Je ne reviendrai pas sur l'oxymore qui désigne la médecine mentale ni sur la fausse question du normal et du pathologique. Il est par contre indispensable d'approfondir l'examen de la notion de « maladie mentale », aboutissement moderne de la si vague « folie », puisque ce serait l'*objet* de la psychiatrie. Cicéron s'en était déjà inquiété (voir pages 39 et 136) objectant que παθοσ signifie tout autant passion ! On en revient à la nature de l'esprit, avec sa dynamique et ses multiples fonctions, pensable à condition d'avoir dépassé l'antique ambiguïté âme-cerveau. Pour ceux et celles qui conviennent que pas plus l'organe cérébral qu'un souffle divin n'est à l'origine du sens, des formes et harmonies, ni surtout créateur de poèmes ou théorèmes, il reste à se tourner vers le creuset social et ses lignes de force, à commencer par le langage et les lois. Là se constituent les rapports entre sujets d'où émergent les pensées.

On voit l'écart croissant d'avec la médecine, puisque les emprunts destinés à pallier l'absence d'une théorie fiable et féconde furent pris d'abord à l'anatomie et à la neurologie, puis s'adressèrent à la philosophie et à la phénoménologie avant de se fournir auprès de la génétique et des neurosciences. Même cheminement en matière de pratique et d'outils « thérapeutiques » car, sans cadre théorique solide, les psychiatres ont procédé empiriquement ou par analogie, picorant ici et là. Ainsi s'explique l'hétéroclisme de leur panoplie soignante, depuis la camisole et les douches glacées jusqu'aux enveloppements de Woodbury, du jeûne aux comas insuliniques, des électrochocs à la relaxation, sans avoir besoin de rappeler l'arsenal pharmacologique et l'ensemble inépuisable de « psychothérapies » individuelles, familiales et groupales pour lesquelles on ne demande jamais assez quelle fut la formation de leurs dispensateurs.

Classifications

C'est le type de question qui agite inlassablement le monde psychiatrique ; non pas pour mettre de l'ordre parmi les thérapeutiques et permettre aux usagers d'y voir plus clair, mais en vue d'établir une liste complète et raisonnée des diagnostics et affections. Les discussions houleuses autour des DSM (Diagnostic and Statistical Manual of Mental Disorders), inventés et remaniés par l'American Psychiatric Association, ont illustré l'impossibilité de parvenir à un accord cohérent et, après la contestation des DSM I, II, III et IV, les maîtres d'œuvre se sont contentés de produire un catalogue de « signes » ! Un éditorial de *La Lettre de Psychiatrie Française* (n° 211) s'en est inquiété durant l'été 2013, après qu'en novembre 2012, le président d'honneur de cette association eut clamé sa colère, incriminant entre autres « la disparition progressive de la clinique au profit de classifications, [y voyant] une panne d'imagination…, une crise de la pensée ». Et pourtant, rencontrant récemment de jeunes chefs de pôle et leurs équipes, je les ai entendus me répondre qu'ils ne pouvaient « se passer de classifications » ! Serait-ce parce qu'à force de découper les vies, ensembles singuliers, en crises et symptômes, ils ne parviennent plus à fixer leur réalité ? Je le crains, et ce faisant, ils ne cessent de s'éloigner de leurs patients, les réduisant en mornes objets qu'ils manipulent mais n'entendent plus. De pièces disjointes, clichés symptômes et syndromes, ils forgent des maladies qui les irritent et les désespèrent ; recompositions qui ne durent qu'une ou quelques saisons, aux formes et noms changeants : *l'hébéphrénie* vire en *démence précoce* avant que de s'établir *schizophrénie* tandis que la *mélancolie* s'unit à la *manie* pour faire la *maniaco-dépressive* qui, avant de finir *circulaire* ou *bipolaire*, était devenue *psychose cyclique*. *L'hystérie*, elle, mère et reine des névroses, a pu se muer en *psychose hystérique*, pour certains, mais aurait disparu selon d'autres… Alors, que dire et que penser ? Pourrait-on fixer toutes ces nébulosités en les prenant aux rets d'une classification ? Tels sont les jeux ou drames de la nosographie qu'engendre une nosologie infondée et infondable.

Non moins impossible est la classification des esprits et capacités des humains, sans cesse en évolution et toujours singuliers, ce qui les rend non mesurables comme l'a prouvé l'illusoire validité des tests psychologiques. L'expérience et des travaux convergents ont en effet montré qu'ils disaient bien peu sur l'esprit considéré, riche d'une histoire échappant aux épreuves instantanées, alors qu'ils servaient à conférer une apparence de scientificité à ceux qui les utilisaient ; en bref, ils étayaient diagnostics et prescriptions (ou le recrutement sélectif), consolidant ainsi l'assise de l'illusion psychiatrique.

Le reclassement des ateliers de loisirs et occupations plastiques en « art-thérapie », fort utile et prisée par leurs utilisateurs, pose des questions voisines. Parler ici d'art, même sous-titré « psychopathologique », est très discutable en dépit de sa bénédiction par Jean Dubuffet comme art brut. On pourrait parler de thérapies expressives, mais la prescription utilitaire de celles-ci empêche, me semble-t-il, d'en faire un art. Comme s'il existait un art utilitaire et comme si l'on pouvait définir des catégories différentes d'artistes en fonction de leur état psychique…

Du travail obligatoire à « l'art-thérapie »[8]

Détourner la pensée de celui qui n'est pas dans la norme pour l'éloigner de sa folie est un stratagème vieux comme le monde et cher à la psychiatrie. La proposition, ou l'injonction, « Il faut te changer les idées » s'inscrit dans une démarche d'aide, de soutien et de conseil apparemment cohérente puisqu'il s'agit de tenter de sortir le sujet d'un état maladif, morbide, souffrant, c'est-à-dire le tirer hors du négatif pour l'amener à retrouver, dans son cadre de vie (familial, social, politique, etc.) un état de satisfaction personnel qui le maintienne en des pensées et attitudes positives et compatibles avec les normes en vigueur. Mais cela sans se poser la question du sens des souffrances et des symptômes qui les accompagnent. C'est une tentative d'effacement. Retour forcé à la loi du plus fort. Dans le domaine éducatif, le « changer d'idées » était (est encore), dans bien des endroits du globe, prescrit pour éloigner notre belle jeunesse de toute pensée libidineuse ou amorale, auto ou allo-érotique. Éloigner l'individu de la pulsion, de son imaginaire, de ses rêves et de ses pensées est une stratégie humaine très au point infligée par les « pédagogues » de tout temps, de toutes religions et de tout système totalitaire. Le milieu militaire en est un bon exemple comme l'avait très bien souligné Erwin Goffman dans *Asiles*[9]. On avait baptisé cela « action psychologique » durant la guerre d'Algérie. Procédé illusoire et destructeur. Les exemples ne manquent pas et je

---

[8] Ce chapitre a été rédigé par Jean-Jacques Ritz, les autres étant de la plume de Bernard W. Sigg.

[9] Paris, éditions de Minuit, 1968.

me souviens de situations où parents, enseignants, éducateurs, chefs et petits chefs, ministres du culte et ministres d'État nous sortaient sans ménagement de nos pensées, réflexions et rêveries pour nous ramener dans le droit chemin par le biais de divers bourrages de crâne ou injonctions à penser comme tout le monde. Cette question est d'actualité, puisqu'on voit apparaître des lois interdisant d'employer certains mots, certaines locutions ou certaines allusions. Sans parler du risque que prennent chaque jour certains à invoquer le nom de Dieu !

Changer les idées (comme injonction), c'est inviter le sujet soit à la sublimation, soit au refoulement soit à toutes les capacités psychologiques de négation (dénégation, déni, reniement, clivages, etc.). C'est faire l'impasse de la relation à l'autre, de la recherche de sens, de l'attitude d'écoute et de compréhension, bref, c'est éluder la problématique transférentielle (voir p. 91).

Et en ce qui concerne l'espace psychique, les exemples sont nombreux et les faits constants. Nous savons, hélas, combien aliénistes et psychiatres et autres appariteurs ont fait preuve d'une imagination débridée pour inventer, mettre au point et appliquer des techniques d'arrêt de la pensée, ou de sa destruction. Bien avant la mise au cachot, les lobotomies et les neuroleptiques, diverses expérimentations furent pratiquées sur les aliénés : douches froides, violences physiques, camisoles, électrochocs « à vif », punitions dégradantes, la liste est infinie et il ne faut plus en parler ! Un exemple particulièrement odieux nous est donné par Jan Goldstein. Au XVIIIe siècle, on enfermait des délirants ou « grands fous agités » dans une cage d'osier que l'on plongeait, progressivement, dans un bassin d'eau froide, jusqu'à ce que la pauvre victime soit recouverte d'eau et donc en début de noyade. Ses réactions et ses tentatives pour tenter de s'en sortir et d'éviter la mort par noyade, lui permettaient, avait-on finement remarqué, en ce moment dramatique précis, de ne plus penser à ses idées folles, mais de penser à sauver sa vie ! On ne connaît pas bien les résultats de cette thérapie sous-marine mais, on voit combien elle était violente et… délirante. Sacrée façon de se changer les idées, en effet ! Cela nous amène directement à la question de la *torture*, technique visant, d'une part à attaquer la pensée et la personne physique et morale pour lui extorquer un aveu, un secret, un renseignement ; d'autre part à lui faire perdre ses repères existentiels pour qu'il adhère à un système qu'il reniait jusqu'alors et qu'il combattait, s'il voulait sauver sa peau. Nous avons évoqué, à ce propos, l'attitude de patients délirants, mais pas fous, évitant de parler de leur délire devant le psychiatre, critiquant et reniant même leurs pensées baroques, dans le but de pouvoir sortir de l'hôpital, fuir des soins ravageurs et rentrer chez eux, continuer à vivre librement et garder avec eux, précieusement, leur propre vision du monde.

Cela me rappelle une anecdote, un peu plus heureuse que les précédentes, arrivée lors d'un office religieux à un vieux prêtre hospitalisé depuis des décennies, on ne sait pourquoi, homme tranquille et paisible, bien adapté à la vie de l'asile. Il laissa choir son gros missel d'où s'échappèrent quantité d'images. On se presse pour l'aider à les ramasser. Les images pieuses sont en réalité des photographies de filles assez peu vêtues ! Notre homme avait trouvé une bonne stratégie pour se changer les idées.

Je reviens à la psychiatrie et je remarque que toute une panoplie d'activités occupationnelles, divertissantes ou laborieuses va être proposée aux patients hospitalisés, puis aux patients suivis en soins ambulatoires. Les asiles et hôpitaux psychiatriques ont créé des ateliers d'ergothérapie (un drôle de mot, mais il est vrai, paraît-il, que le travail rend heureux et… change les idées ; les ergothérapeutes – métier récent – ont cependant tenté de retrouver la partie créative du travail), tout en utilisant les hospitalisés aux travaux de l'institution en les payant avec quelques paquets de cigarette et un pécule, qui rime avec ridicule.

Le vent de liberté qui souffla après la dernière guerre mondiale dans certains hôpitaux psychiatriques avec la mise en place de la psychothérapie institutionnelle redonna l'espoir qu'enfin le fou allait être à nouveau considéré comme un être humain. Mais il y avait encore bien du travail et de longues réformes à faire.

Des ateliers de resocialisation furent mis en place et les CMP (centres médico-psychologiques), hôpitaux de jour, centres de jour, CATTP (centres d'accueil thérapeutique à temps partiel) furent ouverts aux patients. Ce sont dans ces structures, mais aussi encore à l'hôpital, que se développèrent les groupes de thérapie à médiation.

Sans reprendre ici l'histoire de « l'art-thérapie » (Hans Prinzhorn, Jean Dubuffet, etc.), nous avons vu s'installer et se multiplier les groupes de thérapies médiatisées depuis les années soixante-dix. L'idée générale est de proposer aux patients des ateliers d'expression libre favorisant les situations personnelles de créativité. Jean-Pierre Klein parle de « stimulation des capacités créatrices ». Les partisans et acteurs de ces activités se réfèrent souvent à la psychanalyse pour justifier l'intérêt de cette mise en condition psychologique originale, d'une part, et de la dynamique groupale qui l'accompagne, d'autre part. De nombreux ouvrages et travaux ont été publiés sur ces thèmes.

L'art-thérapie, dénomination récente et paradoxale, prend donc une place très conséquente dans les soins psychiatriques Il y a là un mariage assez particulier, en effet, une sorte détournement du corpus artistique au profit de la « santé mentale ». Prescrire l'art devient l'une des illusions favorites du milieu psychiatrique.

Ces activités sont organisées avec méticulosité et encadrées par des spécialistes, qui sont parfois thérapeutes, parfois artistes, parfois gentils bénévoles. L'art devient une prescription incontournable pour les personnes souffrant de troubles psychologiques. S'il est vraisemblable que la pratique de certaines activités artistiques contient une fonction cathartique pouvant favoriser le travail de représentation interne et de liaison interne du sujet, l'association art et médecine nous paraît trompeuse. S'il y a bien une activité qui ne se prescrit pas (sauf quand on veut faire de son enfant un artiste mondialement connu !), c'est l'art. De plus, ce sont les patients eux-mêmes qui ont amené l'art à l'asile et selon leurs propres désirs. Cela a été récupéré dans ce qui a été appelé « l'art brut », dont le musée de Lausanne offre une exposition impressionnante. La conservatrice de ce musée, lors d'une conférence donnée à Lyon, rappelait avec justesse que ces « œuvres » avaient dans leur majorité été produites dans un contexte particulier, qu'elle nommait « les trois S » : Silence, Souffrance et Solitude. C'est une bonne façon, à nos yeux, de reconnaître la spécificité de la création artistique chez les individus souffrant du rejet de la société, de l'enfermement de la psychiatrie et de l'abandon de leurs proches.

La dénomination « art-thérapie » nous paraît donc assez malheureuse et elle a été plusieurs fois dénoncée, en particulier dans l'ouvrage de Jean Florence, *Art et thérapie. Liaison dangereuse*[10] *?* Il souligne, par exemple, l'utilisation des productions des patients à des fins diagnostiques. Il est vrai que beaucoup de patients posent directement la question de la finalité de leur travail et certains préfèrent

[10] Bruxelles, Publications des facultés universitaires Saint-Louis, 1997.

avoir une activité artistique personnelle, ou hors psychiatrie, afin de se sentir dans un véritable espace de liberté lors de leurs travaux.

Les psychiatres, en effet, supervisent ces activités, y prennent quelquefois part (elles mobilisent outre un intervenant externe des psychologues, ergothérapeutes et infirmiers) et laissent un flou sur la finalité thérapeutique de ces activités. Qu'importe, les ateliers se multiplient et nombre de patients se retrouvent dans un groupe de peinture ou d'écriture sans jamais en avoir eu le désir, sans savoir pourquoi et sans que l'on en sache clairement les bénéfices. Ils existent, évidemment, et donnent lieu à des publications et des colloques dont sont absents les patients. La plupart des hôpitaux psychiatriques (on dit aujourd'hui centre hospitalier spécialisé comme si le mot *psychiatrique* devait être effacé) ont créé des centres culturels très actifs (comme La Ferme, à l'hôpital du Vinatier à Lyon-Bron) et organisent des rencontres très spécialisées sur la littérature, la philosophie, la musique, la peinture, etc. Ces lieux culturels s'ouvrent au public extérieur avec succès. On voit ici un effort constant d'effacer l'image négative de l'asile.

Au milieu de tous ces dispositifs, il en est cependant qui me paraissent plus adaptés que d'autres : nous pensons aux groupes d'écriture et particulièrement aux « suivis » mis en place par des thérapeutes confirmés, dans des prises en charge individuelles utilisant une approche originale comme le travail de la terre, de la pâte à modeler et du dessin (comme le préconisait Gisela Pankow). À côté de l'art, d'autres groupes fleurissent : groupes de lecture de journal, groupes de paroles à thèmes, groupes de sport, interventions d'artistes (clowns, acteurs, danseurs, etc.). Ces activités favorisent sans doute une vision plus humaine et sympathique de la psychiatrie et donnent au psychiatre un statut de maître à penser, de chef d'orchestre ou plus simplement d'artiste.

À cela il faudrait ajouter un intérêt tout particulier pour la philosophie. Notre époque voit s'épanouir de nombreux philosophes parfois nuancés, parfois autoritaires, qui viennent interroger les événements humains, politiques, existentiels, proposer des analyses, énoncer leurs vérités. Parmi ceux-ci, je citerai ceux qui ont été préoccupés par l'anthropologie et la psychanalyse comme René Girard, Michel Serres, Jean-François Lyotard et Alain Badiou. Cette mode n'a pas manqué d'envahir la psychiatrie, ou tout du moins les psychiatres. Pour le coup, seuls les soignants sont concernés et des groupes de travail avec un philosophe, ou sur des textes philosophiques, sont proposés aux équipes. Parfois, un philosophe vient à l'hôpital participer aux réunions, comme le fit à Lyon Francis Jeanson. Cela ne manque pas d'intérêt, on s'en doute. Cette ouverture peut paraître assez positive puisque éloignée de la pure médecine et de son goût pour la normalisation. Encore faut-il savoir de quelle philosophie il est question, cette discipline étant aussi vaste que floue ! Les tenants de la philosophie heideggerienne, et leurs cousins existentialistes rôdent encore avec bonheur dans la maison, tout comme la *Daseinanalyse* de Binswanger et la phénoménologie. Comme le souligne Bernard Sigg, il faut rappeler que cet intérêt pour la pensée et la liberté de pensée (devoir du psy à mes yeux) a créé des mouvements de pensée extrêmement riches à la sortie de la dernière guerre où communistes, chrétiens et existentialistes apportèrent une vision très libératrice du traitement de la folie. Il en reste, hélas, peu de traces.

Voici donc le psychiatre qui se déguise en philosophe après s'être déguisé en artiste. Parions que le patient en tirera bénéfice. Mais on peut penser qu'il y a ici la démonstration d'un profond malaise identitaire. La culture est alors un masque, une récréation à laquelle les patients sont rarement invités. Certes, cette recherche et cet intérêt pour la culture et l'art s'inscrivent dans une démarche humaniste et positive et le privilège d'avoir à régir les troubles psychiques de l'humanité donne au psychiatre un statut d'humaniste et de philanthrope. Nombre de psychiatres, psychanalystes et psychologues sont engagés dans des travaux artistiques, d'écriture et de créativité. La question est : où et qui est le patient ? Or les aliénistes ont souvent été des illusionnistes tentant de cacher la vérité du sujet, d'ignorer ses souffrances ou de les classer dans les rayons morbides de leurs catégories médicales. Toutes ces pratiques d'art-thérapie font penser aux multitudes de « thérapies » psychologiques proposées aujourd'hui avec peu de références conceptuelles, théoriques et cliniques sérieuses. Elles sont souvent pratiquées par des artisans, gourous ou psy autoproclamés, sans formation solide mais disposant de moyens de séduction assez impressionnants. Les Pages Jaunes et Internet en offrent un catalogue où les modalités les plus courtes revendiquent la plus grande efficacité (sur la vague du courant antipsychanalytique actuel, évoqué par ailleurs). On sait, hélas, combien la souffrance humaine peut être mercantilisée.

Expansionnisme psychiatrique

N'y aurait-il pas derrière tout cela une forme d'expansion idéologique d'une classe dominante voulant assurer son avenir par la réduction des formes de déviation, désordre ou même opposition à son pouvoir en faisant de celles-ci des cas de « maladie mentale » ? Certains protesteront, mais l'exemple des névroses ou traumatismes psychiques de guerre devrait être pris en considération avant de se prononcer.

L'Histoire, les circonstances et mon propre cheminement m'ont en effet confronté dans l'après-guerre d'Algérie aux « névroses de guerre » décrites pour la première fois par Sigmund Freud en 1918. La tendance française majoritaire, surtout au gouvernement et dans l'armée, avait été de les ignorer. Mais la guerre menée par les États-Unis au Vietnam prit fin et les vétérans américains se battirent aussitôt, avec succès, pour faire reconnaître leurs troubles psychiques invalidants sous l'appellation de *post traumatic stress disorders* (PTSD), absente du vocabulaire psychiatrique classique. Leur point de vue était qu'il s'agissait de « *réactions normales à une situation anormale* » et ils furent entendus : une loi spécifique fut votée dès 1975, offrant des soins gratuits à tous ceux qui avaient été sous les armes pendant la durée de la guerre ainsi qu'à leur famille, point absolument novateur ; en outre, comme ils refusaient d'aller dans les hôpitaux et services psychiatriques de la puissante Veterans Administration, on créa dans tous les États des « Vet Centers », petites consultations réunissant assistantes sociales, psychologues, psychiatres et psychanalystes ! Et tout cela après une « grande enquête » qui avait permis de préciser et mesurer les besoins. Le résultat en fut massivement positif et, sollicité par l'ARAC[11] à qui j'avais fait connaître cette nouveauté remarquable, je me rendis aux États-Unis afin de constater sur place et prendre la mesure de l'événement. Car c'en était un, surtout après les obstacles rencontrés par Freud en Autriche-Hongrie à la fin de la première guerre mondiale et l'accueil mitigé réservé aux psychanalystes anglais pendant la seconde guerre mondiale, même s'ils avaient pu mettre en place les principes de base d'une tâche clairement psychologique et sociale (dont le lecteur peut trouver un bon aperçu dans le film qu'Arnaud Desplechin a tiré d'une œuvre de Georges Devereux – non-médecin – *Jimmy P., psychothérapie d'un Indien des plaines)*.

Tout autre fut l'accueil que nous reçûmes en France ! Le corps médical, militaire surtout, rejeta nos observations et propositions, vis-à-vis desquelles les gouvernements successifs montrèrent la plus grande réticence, répugnant à reconnaître l'impact des horreurs de la guerre coloniale en Algérie sur le psychisme des soldats et de leurs proches, refusant aussi la moindre dépense en leur faveur et s'efforçant jusqu'à aujourd'hui de renvoyer le tout vers la psychiatrie sous le prétexte fallacieux que les traumatisés avaient certainement une fragilité ou prédisposition préalable, encore que ces appelés eussent été classés « bons pour le service » par des médecins militaires ! Un *Dossier Pourpre des psychotraumatismes de guerre* y répliqua, publié par l'ARAC, où sont présentés dix cas particulièrement représentatifs avec des commentaires analytiques et juridiques. Dossier et conclusions qu'aucune autorité ne s'est aventurée à critiquer, laissant silence et inaction s'appesantir.

---

[11] Association républicaine des anciens combattants, fondée en 1917.

Je me suis attardé sur cet exemple, d'abord parce que je l'ai vécu et lui ai consacré le premier ouvrage français sur le thème (*Le Silence et la Honte - névroses de la guerre d'Algérie*[12]), mais aussi parce qu'il met en valeur les points fondamentaux qui sont en discussion ici : le « normal », où est-il ? Le déterminisme des troubles est-il personnel et biologique ou bien socioculturel et psychologique ? Leur impact reste-t-il strictement individuel ou atteint-il les familles et même les groupes ? Leur nature et leur traitement doivent-ils être médicaux ou nécessairement psychologiques et sociaux ? Les réponses, après des années de fonctionnement des Vet Centers (rien de tel n'a pu être seulement envisagé en France) et des enquêtes de contrôle, sont claires et massives : le trauma est culturel et psychique, même si certains de ses effets pourraient avoir des mécanismes neurobiologiques ; il peut perturber n'importe qui, parfois à son insu, n'importe quand, et induit souvent des répercussions à la génération suivante ; la psychanalyse et ses méthodes dérivées sont les plus aptes à le réduire ; c'est un droit et un bien pour ces victimes des politiques nationales que d'être pris en charge totalement par la collectivité, en particulier sur le budget militaire.

Oui, peut-être, me dira-t-on, mais c'est quand même anormal, pathologique !

Non ! Le brutal fait de guerre l'est, mais la perturbation, le trouble névrotique, n'est qu'une réaction de défense fréquemment tardive. Les cauchemars répétitifs, par exemple, constituent un effort désespéré de maîtrise et d'habituation de la psyché à l'excès de violence ou d'horreur. Par ailleurs la vie quotidienne est riche de micro-traumas et, après les effrois et terreurs infantiles, nous nous y faisons tant bien

---

[12] Paris, Messidor éditions Sociales, 1989.

que mal. Faudrait-il alors distinguer des traumas « normaux » d'autre anormaux ou pathologiques ? Une telle distinction n'aurait aucun sens. L'éducation, l'expérience et l'âge nous aident à mieux affronter et résister, mais on pourrait attendre de la société comme de la civilisation une réduction des chances d'être traumatisé…

Tout cela devrait faire réfléchir. Comment pourrait donc évoluer une psychiatrie aussi coincée ou déchirée ? Beaucoup voudraient qu'elle reste strictement médicale dans sa pratique alors que, sur le plan théorique, la voici dispersée entre les courants les plus hétéroclites : celui « moral » de Pinel puis Baruk, le « phénoménologique » des Minkowski, l'organodynamisme de Henri Ey, la vague « institutionnelle » de Tosquelles jusqu'à Oury ainsi que diverses écoles étrangères : le systémisme avec sa « boîte noire » close sur l'Inconscient à ignorer, le comportementalisme plus ou moins héritier de Pavlov mais dans une version de dressage volontariste bloquée sur l'élimination des symptômes, le cognitivisme mécaniste et j'en passe… Étudiants et internes ne savent plus où donner de la tête, ou l'y perdent, et du coup pragmatisme et empirisme l'ont emporté. La psychanalyse elle-même qui, dans les années soixante avait commencé à les inspirer, se voit rejetée, à moins de subsister à l'état de vernis ou d'enseigne trompeuse puisque étroitement soumise à la médecine. Le désarroi actuel n'a donc rien de surprenant. Ce qui l'est plus, c'est la prétention répétitive des psychiatres à un quasi-monopole sur le champ psychique en se réclamant d'un « savoir constitué » ou de la « science médicale » en vertu de quoi le psychiatre s'affirme « médecin spécialiste de la subjectivité[13] » !

---

[13] M. Bensoussan, Président du syndicat des psychiatres français, *La Lettre de psychiatrie française*, n° 223, avril 2014.

Pour y voir plus clair, on lira Charlotte Delbo, qui a conté la quotidienneté concentrationnaire comme personne ne l'a fait. Lisez ses récits de retour des déporté(e)s parfois plus tragiques encore que les camps... Dans son *Auschwitz et après*, on trouve à la fois l'exceptionnelle fraternité, la si fréquente lâcheté et l'aveuglement psychiatrisant ! Six récits au moins illustrent la non-compréhension : Ida, l'angoissée du retour, que les bons docteurs placent en clinique et qui, voulant s'évader, se brise ; Loulou, perdu sans famille, que le commissaire fait interner et qu'un psychiatre apitoyé gardera hospitalisé pendant vingt ans ; Poupette, révoltée contre un mari odieux et que l'on dit folle ; Jacques, injustement soupçonné au point de se croire fou ; Marceline étouffée par le souvenir répétitif ; enfin celles qui rêvent d'oublier pour « garder leur tête »...

Mais je n'en ai pas fini avec l'impossible, l'impitoyable discrimination normal/pathologique en matière de pensée. En effet, l'inconséquence des psychiatres est telle que certains d'entre eux ont pu juger que des gens étaient anormalement normaux... Ils les ont donc classifiés comme « normopathes » ! Ainsi la normalité... pourrait-elle être pathologique, c'est-à-dire une maladie mentale dans leur idiome. Absurde ! D'ailleurs Kant, après Cicéron, avait remarqué qu'en Grec *pathos logikê* signifie étude de la passion ; étymologie très judicieuse puisqu'elle nous ramène à la vie quotidienne (normale ?) et au champ des émotions. Il serait donc loisible dans ces conditions d'évoquer du *pathologique*, à la seule condition de ne pas faire le saut qui transforme l'émoi en « maladie mentale » ! Je préfère m'en tenir au parler commun qui, à propos des perturbations de l'esprit, recourt depuis longtemps à des termes de mouvement ou déplacement (instabilité, déviance, délire, égarement) et des qualificatifs équivalents (régressif, paumé, perdu, etc.). La question du développement psychique et de ses aléas, retards, fixations ou régressions est alors remise à sa juste place : au centre du processus. La psychanalyse a permis de le vérifier, cependant que tout un chacun s'est rendu compte que dans des circonstances tragiques un adulte peut se conduire à nouveau de façon infantile, alors que face à un danger des jeunes trouvent le moyen d'agir avec une maturité surprenante ; nul n'en conclura que l'esprit des uns ou des autres a réagi de façon anormale ou pathologique !

C'est donc bien face aux effets de l'Inconscient qu'est apparue l'illusion dont nous parlons. Se percevant troublé, perturbé, l'esprit non préparé ou culturellement mal armé réagit par le rejet de ce qui l'atteint et attribue l'anormalité d'humeur ou de conduite à un agent extérieur : ce ne peut être que mauvais sort, envoûtement par un autre ou punition divine ! Extériorisation qui permet le glissement vers la « maladie ». Le mythe endopsychique (voir p. 61) ainsi formé fait en effet percevoir l'esprit troublé comme cerveau malade ; projeté vers l'extérieur, celui-ci fait signe à la pathologie mentale et sa complice, la médecine psychiatrique. Et les gouvernants, toujours soucieux de mieux contrôler esprits et comportements, s'en servent. Comment accepteraient-ils que leurs sujets jugent, critiquent ou proposent ? Pour eux, le peuple, comme le soldat, « n'a pas d'états d'âme », me rétorqua un jour un officier, à moins d'être aliéné ! Toujours est-il que depuis des temps immémoriaux, chefs et chamans, à la fois dirigeants, prêtres et médecins-sorciers, se sont fait fort de maîtriser puis guérir les esprits troublés. Illusion, bien sûr, que partageaient puissants et faibles, reprise par l'idéologie médicale après le recul de l'emprise religieuse. Louis Althusser a fait de ce mouvement d'idées une étude remarquable dans son *Initiation à la philosophie pour les non-philosophes*[14] : « Elle est toujours

---

[14] Paris, PUF, 2014.

l'indice de questions ou de problèmes réels, quoique revêtus d'une forme de méconnaissance, et donc nécessairement illusoire. C'est ce caractère double de l'idéologie que j'ai voulu faire sentir en disant qu'elle était une *connaissance* sous la forme d'une *méconnaissance*, et une *allusion* à une réalité sous la forme d'une *illusion*. » Et il ajoute que « toute illusion est par nature, comme on dit, tenace : elle dure et, d'une certaine manière, se moque bien de la vérité. C'est que quelque chose en elle a "intérêt" à durer ou à la faire durer. » Où nous retrouvons la volonté des gouvernants signalée plus haut, volonté clairement affirmée dans des législations successives ainsi que dans la répartition des pouvoirs lors de la première « décentralisation » où le pouvoir central attribua la Santé aux départements tout en se réservant la Santé mentale !

Je conclurai ce chapitre en disant que la psychiatrie est une pratique empirique, aux sources multiples et aux moyens inadéquats hétéroclites, plus liée aux idéaux de l'Ordre qu'à ceux de la Science et, par conséquent, restée sous contrôle de l'État qui, soumis à la finance libérale, ne cherche qu'à en réduire le coût « improductif ». De nombreuses illustrations s'en présentent à ma mémoire, qui aideront à cerner ce qu'est aujourd'hui la Santé Mentale, but affiché mais illusoire de ce qui se veut encore psych-*iatrie.*

Santé Mentale

Ce syntagme, devenu banal malgré ses termes peu compatibles et un sigle dérangeant (SM = sécurité militaire), s'est érigé en but et champ de la psychiatrie moderne. Mais en outre, il renvoie à l'état de « complet bien-être » dont la littérature fait le lot de *l'imbécile heureux* et qui est pourtant proposé comme définition par l'OMS ! Enfin, et surtout, ne masque-t-il pas autre chose, à savoir la sécurité des personnes, des biens patrimoniaux, des investissements, et donc l'Ordre et la Morale ? À voir de plus près...

Pour commencer par le sommet, c'est aujourd'hui en France le ministère de la Santé (en Belgique longtemps celui de la Justice) qui règne sur ce domaine et l'a délégué aux médecins depuis que la Révolution l'a retiré à l'Église. Or, un vide épistémologique les en sépare, comme on l'a vu, créant cette situation inédite où des praticiens verraient leur objet échapper s'il ne leur était attribué par l'autorité de l'État ! C'est à cet effet que la plupart des gouvernements se sont dotés de Directions de la Santé mentale et je ne puis m'empêcher de citer ici le « Mot du Directeur de la Santé mentale » du Québec - qui était alors le Dr André Delorme :

« Presque tout le monde connaît quelqu'un au travail, dans la famille ou dans le quartier qui souffre d'une maladie mentale. En effet, la maladie mentale est très fréquente, au point où, selon l'Organisation mondiale de la santé, elle sera la deuxième cause de détresse et d'invalidité d'ici quelques années, devancée seulement par les maladies cardiovasculaires. Pourtant, cet univers est très mal connu. Il fait peur. Et tout ce qui fait peur nourrit les préjugés. »

Pour avoir eu affaire aux Directions équivalentes de plusieurs pays je pense avoir identifié les trois moteurs de cette préoccupation ministérielle : ce sont l'Ordre, la Sécurité et la Propriété, retrouvés partout à la base des législations régissant le domaine psychiatrique. Ce dernier va d'ailleurs bien au-delà puisque, ayant pour axe la médecine, il déborde sur le judiciaire et l'administratif, l'universitaire, le scientifique et le politique, non sans toucher à l'art !

Exposer ce qu'est la Santé mentale ne va donc pas de soi, d'autant plus que les deux mots qui la désignent se marient si mal qu'en 1977, François Perrier, psychanalyste au franc-parler, la pointait comme une « expression imbécile ». Entité semi-officielle mais très idéologique, elle offre néanmoins un solide piédestal à l'illusion psychiatrique et paraît même la concrétiser. Je me la représente parfois comme un nuage de criquets qui ondule, s'étend sans cesse et se déplace au gré des courants d'opinion ou du marché. Par où s'en saisir ? Faute de structure et de stabilité, il paraît inévitable de partir de ce que la SM prétend être pour ensuite examiner ce qu'elle fait réellement.

Une première facilité m'est offerte par l'honnête rapport Robiliard déposé en décembre 2013 à l'Assemblée nationale, sur demande de 42 associations, fédérations et syndicats, sous le titre « La Santé mentale, les troubles psychiques et l'avenir de la psychiatrie ». Comme l'appel pour la « Semaine d'information sur la Santé mentale », en mars 2014, il se montre uniquement inspiré par la médecine de soins, ignorant ce qui pourrait toucher à la prévention ou relever d'autres approches, à l'exception de l'article 4 qui invite à « repérer » tôt les possibles malades ! Repérage, dépistage… voici le chasseur à l'affût. Image guère plaisante, mais qui me paraît plus juste que celle d'un filet idéologico-policier jeté par les pouvoirs sur une population qui tendrait à leur échapper. Le filet n'est en effet qu'un outil passif, alors que le monde animal est vivant, susceptible de mouvements imprévus comme les organismes de santé mentale qui, familles en tête, ajoutent leurs propres exigences à celles du pouvoir, tout en conservant l'illusion que le dispositif ou filet serait exclusivement protecteur et même salvateur…

On y repère donc, brassés dans la SM en désordre et, parfois, dans l'indistinction : l'agitation ou suractivité infantile et l'autisme, les toxicomanies et la délinquance juvénile, plus certaines formes touchant à la criminalité, la violence intrafamiliale et les perversions, etc. À quoi devraient logiquement être ajoutés les excès de la police ou, plus rarement, de la Justice qui muent de simples transgressions en faits pathologiques justifiant le transfert en psychiatrie ! Un exemple en sera donné plus loin.

Institutions

Officiellement, *Santé mentale* désigne le système institutionnel, principalement sanitaire, à composantes publiques et privées avec but non lucratif ou commercial, qui vise à englober la vie « mentale », son développement et ses aléas. Cet ensemble, bien que très important du point de vue socioéconomique, est à la fois hétérogène et vague ; et de plus, sous le mot santé, qui ordinairement ne qualifie qu'un bon état physiologique, l'OMS est venue glisser son « état de bien-être », fort ambigu dans son extrême relativité, mais permettant d'y inclure ce mental « dans lequel une personne peut se réaliser, surmonter les tensions normales de la vie, accomplir un travail productif et contribuer à la vie de sa communauté ». Rien là de clair, car tout dépend de la nature de la communauté ou du travail et, surtout, de ce qui sera considéré « normal » ou non dans les « tensions de la vie » ; ainsi la voie est-elle ouverte à toutes les influences ! La pression médicale l'emporta, et devint dominante. Désormais, la santé mentale est tout uniment berceau et champ d'intervention tous azimuts de la psychiatrie, avec comme objectifs premiers l'ordre public, la sécurité et la protection de la propriété privée.

Nous voici donc placés devant une sorte de terrain vague, ni clos ni balisé, où l'on peut trouver des restes du passé, par exemple anciens asiles ou CTRS (centres de traitement et réadaptation sociale), des débris ou déchets comme les camisoles et bracelets (que certains récupèrent et réutilisent car, selon M. Robiliard, la contention redeviendrait à la mode – et pourquoi pas les vieux uniformes et lanternes sourdes réglementaires ?), ainsi que d'anciennes idées inexploitées, à l'image des sels de lithium abandonnés jadis puis aujourd'hui largement utilisés !

– La Santé mentale, un terrain vague ? Vous voulez rire…

Certainement pas. Ne peut-on tout y trouver, et son contraire ? Il suffit d'examiner la surprenante composition des « partenaires et soutiens » des grands organismes de la SM :

– associations de bienfaisance et œuvres,

– associations professionnelles, corporations et syndicats (de psychiatres surtout)

– banques, et non des moindres,

– groupements institutionnels,

– mutuelles,

– sociétés scientifiques,

–unions gestionnaires comme l'UNAPEI ou la Fédération hospitalière de France, etc.

Cet assemblage, où se mêlent petits et puissants, établissements commerciaux et charitables, reflète l'histoire des idées et institutions : une phase religieuse jusqu'à la Révolution puis l'aliénisme adapté aux idées et institutions nouvelles s'incarnant dans les asiles, à quoi succède la mutation en médecine mentale avec ses hôpitaux psychiatriques ; d'où émerge enfin en 1968 la psychiatrie officielle. Sont venus alors se superposer, avec toutes sortes de positions, motivations et intérêts aussi bien convergents que contradictoires, des organismes privés et publics, des experts et des usagers, des bénévoles et des professionnels, le tout constituant notre Santé mentale. La bienfaisance y côtoie la cupidité des entrepreneurs sanitaires et le goût de la recherche coexiste avec la peur ancestrale de la folie qui aspire d'abord à la Sécurité, ce maître mot du XXIe siècle : sécurité des familles et du patrimoine, sécurité des investissements, garantie de l'Ordre moral et sécurité de la « gouvernance »… On en serait presque conduit à ne plus parler que de Sécurité mentale, tant la recherche d'une avancée vers la liberté de pensée dans l'harmonie de l'esprit et des relations n'y apparaît que subsidiairement et discrètement !

À vrai dire, avant qu'il fût question de santé mentale, on parlait d'*hygiène mentale*, où l'on peut entendre propreté. Ce fut ainsi que la première association à s'en soucier se baptisa en 1921 Ligue d'hygiène mentale. Édouard Toulouse la présidait mais, fasciné par la monstrueuse épuration d'outre-Rhin, il se laissa porter vers l'eugénisme, forme de collaboration qui poussa peut-être cette organisation à changer son nom en 1996 en celui de Ligue française pour la Santé Mentale. De même, les Croix Marine (1952), trouvant peut-être la croix lourde à porter, devinrent Fédération d'aide à la santé mentale. Enfin, l'Unafam, née en 1963 et chère à Lucien Bonnafé, me parut trop souvent avoir pour premier souci le bien-être des parents, tandis que l'Apajh (1962) et l'Unapei (1960) se définissaient par rapport au très ambigu « handicap » et se consacraient à la gestion d'établissements visant ce dernier. On a dit que ces conglomérats d'associations (dépassant fréquemment plusieurs centaines) avaient contribué à asseoir le pouvoir des psychiatres tout en appuyant leur lutte pour la « sectorisation ». Je ne mettrai pas cela en doute, mais il faut constater qu'elles n'ont pas aidé à démêler la confusion entretenue entre un *handicap mental*, de nature principalement organogénétique, et les perturbations de l'esprit ou de son développement désignées naguère *maladies mentales* avant d'être rebaptisées *handicap psychique* ! Plus généralement, elles ont soutenu les croyances biologistes et généticistes, favorisant ainsi les politiques gouvernementales les plus « économiques » et répressives, c'est-à-dire rétrogrades. Il sera nécessaire de s'y attarder plus longuement, car le retour vers l'organique au détriment du social, sous prétexte et couvert de sécurité, vide de sens la citoyenneté et la démocratie. Tendance accélérée par l'adhésion gouvernementale à l'apothéose annoncée des neurosciences, alors qu'un nombre croissant de neurobiologistes y voient maintenant une « bulle spéculative » ainsi que l'écrivit François Gonon[15].

---

[15] « La psychiatrie biologique : une bulle spéculative ? », §4 p.78, *Esprit*, novembre 2011.

Pratique légale

Pour m'en tenir à la Santé (Sécurité?) mentale et aux possibilités ouvertes à ses constituants d'intervenir dans l'administration des problèmes psychiques, je dois parler maintenant de l'arsenal législatif français, ciment de la SM et lame à double tranchant. Rédigée dans sa forme originaire sous Louis-Philippe, la loi ne fut refaite qu'en 1970, à titre provisoire pour cinq ans, mais jamais mise à jour jusqu'en 2011. Elle comportait encore des mesures d'inspiration démocratique, comme les commissions départementales de l'Hospitalisation psychiatrique (CDHP) dont des membres étaient alors démocratiquement désignés par le Conseil général (ce fut mon cas) et/ou les associations. Aujourd'hui, devenues CDSP, elles ne comprennent plus que des membres nommés par le préfet et le procureur, peu assurés sur un terrain mal connu de la plupart ! Où se confirme la dérive anti-démocratique de l'État (dont la Santé mentale qu'il parraine ne s'arrange que trop bien) en toute absence de formation *ad hoc* de ses représentants. Cela contribue à la surveillance et au contrôle de la population qui n'ont cessé d'être renforcés, réduisant la liberté d'initiative et créativité du Sujet. J'en donnerai deux exemples observés par moi, l'un touchant à la sécurité des personnes et l'autre à la sécurité des biens.

Un jour des années soixante où j'étais de garde, je vis descendre d'un fourgon de police un homme menotté, pleurant et protestant. Il se déclarait terriblement inquiet pour sa jeune femme hospitalisée d'urgence. Commerçant au Sentier, on l'avait appelé pour l'avertir qu'elle faisait une fausse couche hémorragique. Il s'était rué auprès d'elle et l'avait conduite dans un grand hôpital parisien. On l'avait aussitôt transportée en salle d'opération, le laissant attendre seul dans un couloir. Après une longue attente sans aucune information, affolé par l'agitation du service, il se lève et demande à voir un médecin. On le repousse ! N'en pouvant plus, il pousse la porte par où l'on avait emmené son épouse et se fait jeter dehors par une surveillante furieuse. Une vive altercation s'ensuit ; on appelle Police secours. Les agents reçoivent un certificat médical et embarquent le pauvre homme sans l'écouter vers l'Infirmerie Spéciale du Dépôt. Ces péripéties n'ont fait qu'accroître sa révolte et son angoisse ; il exige sa libération immédiate afin d'aller clore son magasin resté ouvert, veut des nouvelles de sa femme. Attitude impardonnable dans ce lieu médico-policier. Le psychiatre de service le prend de haut, le fait déshabiller et camisoler, l'interrogeant avec brusquerie. Lui, sa colère tombée, effaré de ce malentendu, reste stupide. « Réticence délirante », conclut le psychiatre qui signe l'internement d'office et le fait diriger sur Sainte-Anne et son CPOA (centre d'orientation).

On est en droit de se demander où se trouvait la raison et de quel côté la passion, *pathos-logikè ?*

Je pense en avoir dit assez, mais il en fallut plus encore le lendemain pour obtenir du préfet de Police une décision exceptionnelle de sortie immédiate ! Banal exemple, pourtant, de la façon dont une autorité peut abuser de son pouvoir légal et fabriquer du « malade mental ».

La sécurité de l'hôpital ou des policiers avait-elle été réellement mise en cause ? Non, mais leur amour-propre, sans doute, et leur peur.

En ce qui concerne la sécurité des biens, c'est-à-dire du patrimoine familial, j'évoquerai deux femmes pour lesquelles la psychiatrie s'avéra catastrophe ou menace.

Je reviendrai sur le cas de Camille Claudel, mais ce que j'en sais laisse à penser que son frère Paul, l'auteur dramatique, et leur mère furent choqués par « le scandale » de Camille en ménage avec Rodin, hors des liens du mariage, et crurent bon de négliger le talent et l'avenir de celle-ci au profit des intérêts familiaux et de sa propre carrière. Ce pourquoi ils la firent enfermer en asile jusqu'à la fin de ses jours. Et des psychiatres permirent la réalisation de ce choix égoïste, catholique et bourgeois… ! J'y reviendrai.

Le second cas est celui d'une femme âgée que sa famille voulait mettre en tutelle ou interner sous prétexte qu'elle perdait la tête et dilapidait la fortune familiale. Sans l'avoir rencontrée mais alerté par un sien neveu, j'acquis la certitude qu'elle n'était pas plus démente que mélancolique et je conseillai une rencontre avec mon collègue Gérard Dedieu-Anglade, psychanalyste qui se consacrait alors aux difficultés du vieillissement. Elle accepta de le rencontrer ; à quoi la famille ne put s'opposer, et rapidement, elle retrouva dynamisme et goût de vivre. Veuve, mais loin d'être démunie, elle sut reprendre en main la gestion de ses biens, échappant ainsi au filet de la Santé mentale.

On me dira, j'en suis sûr, que deux exemples ne fondent pas une vérité, et j'en conviens. Mais la loi (réduite ici à la seule contrainte) se veut inviolable, non manipulable à des fins personnelles ; qu'elle puisse donc l'être si aisément, et surtout par ceux chargés de l'appliquer, devrait donner à penser. D'autant plus que le contrôle prévu par la loi, sous la forme de visites régulières du procureur, s'avère purement formel. J'ai d'ailleurs entendu dire par certains de ces visiteurs légaux leur malaise, tant ils se sentaient dans l'incapacité d'accomplir la mission qui leur était impartie. En effet face à la nécessité de légitimer ou non le prétexte de « folie » allégué comme justification d'une hospitalisation sous contrainte, ils se sentaient soudain démunis, comme nus, tant ils étaient pris dans l'idéologie régnante de la « maladie mentale » : comment eux, détenteurs d'un savoir purement juridique, pourraient-ils s'opposer aux arguments prétendument scientifiques d'un psychiatre ? On sait d'ailleurs l'étrange révérence, et quasi-impunité, dont jouit en France la gent médicale. On imaginera aisément comment dans le contexte psychiatrique, elle peut s'enfler jusqu'à s'apparenter à la crainte que nos lointains ancêtres éprouvaient face au chaman jouissant de l'autorité combinée du prêtre et du chef. Ce fait a sans aucun doute facilité l'extension irrésistible de la Santé mentale, et l'on ne s'étonnera pas que le rapporteur Robiliard ait étendu l'orbite de celle-ci à plus du quart des Français ! Son estimation témoigne plutôt d'un refus de toute limite et demande réserve et suspicion dans la mesure où ceux qui s'en servent reconnaissent le peu de fiabilité des statistiques disponibles. Cela n'est pas pour nous surprendre, puisqu'on a vu la variabilité des diagnostics, le peu de coordination des institutions et la grande hétérogénéité du personnel susceptible de recueillir les informations. Il en découle que le champ de la psychiatrie tient peu compte du réel

Mais revenons une fois encore à cette galaxie que constitue la Santé Mentale. On reconnaîtra que ce vaste conglomérat n'est pas sans apporter un soutien pratique aux familles dont un membre présente des troubles psychiques, autant qu'à ce dernier sous forme d'hébergement, d'ateliers et de loisirs. Par contre, la contribution des partenaires de la SM à l'action « thérapeutique » et à la recherche « scientifique » est très variable, souvent discutable. Cela se savait, mais a éclaté au grand jour avec la guerre de l'autisme, non pas à propos de l'hypothèse d'altérations génétiques pesant sur le développement psychique, mais quant aux modalités d'intervention psychologiques et à leur bien-fondé. On connaît pourtant depuis longtemps le précieux effet de la psychanalyse pour la maîtrise des conséquences de graves déficits sensoriels. Je l'ai personnellement vécu avec de jeunes sourds ou non-voyants. Or, si le degré de perturbation lié aux altérations menant à des syndromes autistiques est plus grand et plus précoce, il y a parenté de processus. Le « il n'y a pas de traitement de l'autisme » des groupes les plus mobilisés le confirme ; des altérations génétiques ne sont pas impossibles (encore que de très sérieux chercheurs avouent que « *l*es causes du syndrome autistique restent inconnues[16] »), mais il importe d'abord de favoriser ou relancer le développement psychique au travers du rapport à l'autre que fuit l'autiste. Et c'est sur ce point que se sont polarisés puis déchaînés les excès médiatiques et les passions familialistes. Qui trouvèrent aussitôt un bouc émissaire idéal dans la psychanalyse ! Je ne défendrai pas celle-ci, qui en a vu d'autres et a toujours surmonté bêtises et obscurantisme. Par contre, il faut dénoncer l'opération médiatique, avec répercussion réglementaire rappelant l'Inquisition (rejet des méthodes psychanalytiques par la Haute autorité sanitaire p.ex.!), qui poursuit un travail de sape contre le psychisme et la pensée en confondant ce qui nous fait pensants (la société, le langage et le désir) avec des mécanismes biologiques actualisants (systèmes neuronaux et transmetteurs). Déformation d'autant plus grave que l'inflation des technologies d'information et de robotique les pose en alternative de l'humanité faillible avec en arrière-plan une mode animalière envahissante, aussi bien dans les arts que dans la vie quotidienne. Voudrait-on étouffer la libre réflexion sous le flot des « instincts » et du consumérisme qu'on ne pourrait faire mieux…

---

[16] Extrait d'un compte-rendu de recherche non encore publié à la date de la rédaction de cet ouvrage.

États d'esprit

Le panorama d'ensemble ainsi brossé, il reste à fournir un aperçu de l'état d'esprit des parties en cause puisque nous sommes dans le champ du psychisme, interactif comme le langage. On le ressent déjà dans les échanges professionnels et plus ingénument dans les publications des organismes participants, nourries à la fois de bonne conscience et d'une insatisfaction principalement attribuée à l'insuffisance de crédits, de « moyens » de toutes sortes (en personnels, en support administratif, en savoirs, en accompagnement médiatique, etc.) et surtout de reconnaissance. Mais les bons sentiments dominent : les associations sont convaincues de faire ce qu'il faut « pour les malades » et pour les familles que l'on plaint, les administrations assurent tirer le meilleur parti du budget décroissant qu'on leur alloue, et les soignants de tous ordres estiment qu'ils donnent le maximum pour ramener leurs patients à la santé, en les conduisant vers la guérison par un double mouvement : d'une part, en « prenant en charge » les cas inquiétants ou malheureux qui leur sont amenés et, d'autre part, en réintroduisant dans la vie sociale ceux qu'ils ont traités et assagis. Cela au nom d'une psychiatrie plus ou moins « sociale », rendue aléatoire par la démolition en cours de notre système de Sécurité sociale.

Qu'en pensent les personnes dites « perturbées » ? Voilà qui est plus difficile à cerner, car elles ne disposent pas de publications ou organismes propres ! Certes on parle çà et là des « usagers », mais de quoi et de qui s'agit-il ? Bien rarement des plus éprouvés, car traitements ou internement les en empêchent ; quelquefois des « permissionnaires » ou récemment « sortis », en général poussés par des soignants militants ; le plus souvent d'anciens « malades » membres d'associations créées par des groupes de familles ou des psychiatres désaliénistes pour reprendre l'expression de Bonnafé. Leur action et leurs vœux n'ont été jusqu'à présent ni très différents de ceux des professionnels « critiques », ni plus efficaces, et ils nous parlent moins clairement que ce que j'ai perçu au cours de mes longues années de pratique, quoiqu'ils disent le faire pour « le bien des malades ».

Des *psychiatrisés* (on les appelait ainsi), je n'en ai pourtant jamais rencontré d'heureux. Qu'il faille se rendre à une consultation ou se laisser hospitaliser, il s'agit d'une contrainte externe s'imposant à un esprit qui vacille, au bord de la détresse, de la panique ou de la fureur très schématiquement, et le plus souvent sans avoir pu ou voulu trouver de soutien. Comment imaginer alors qu'un « Tu es malade ! Fais-toi soigner ! » puisse être rassurant, acceptable ? En devenant objet de la Santé mentale, de la psychiatrie, s'appartient-on encore ? Les professionnels parlaient jadis d'anosognosie, c'est-à-dire de méconnaissance de la maladie ; mais comment prouver aujourd'hui qu'il s'agit de « maladie » ? Et pourquoi se plier à un diagnostic qui vous met à part, qui gomme votre citoyenneté, qui vous expose à des traitements incompréhensibles et inquiétants ? Les médications apportent en effet d'abord torpeur, déséquilibre, vue trouble, sentiment d'étrangeté… avant de peut-être apaiser transitoirement angoisses et autres malaises. Quant à l'environnement, médical et impersonnel, toujours étranger à votre quotidienneté, il n'est pas de prime abord celui du réconfort et de l'affection. Personne non plus à qui se confier aisément en toute intimité et tranquillité… Sont-ce là conditions pour qu'un esprit en détresse ou en déroute puisse trouver le temps et l'espace d'esquisser un retour sur soi ? Face à tout cela, l'entrain et la bonne conscience des personnels psychiatriques sont peu de chose, tandis que l'environnement porteur des signifiants Maladie et Médecine ne fait qu'accentuer un désarroi lié aux illusions formées de part et d'autre. Ce phénomène, fait de dérive de la demande et de manipulation politico-administrative persiste donc et son ampleur, ses conséquences humaines, sociales et économiques interdisent de le négliger plus longtemps. Reste que ses principales victimes ne le remettent pas en question dans sa totalité, le mouvement antipsychiatrique ne l'ayant attaqué que dans sa facticité et non pour son travestissement médical. Comment expliquer ce fait surprenant, sans le passer simplement au compte de la « terrible inertie des masses » ? Pour toute réponse se présente le rôle des « mythes endopsychiques », décrits par Freud comme « illusions de pensée projetées sur l'extérieur, [...] dans le futur et au-delà ». La représentation des tourments psychiques sous l'espèce de fléau divin ou naturel fut immémorialement ancrée dans l'humanité. Explicitement présente chez Homère comme chez Shakespeare, elle n'impliqua longtemps que l'âme ou les « esprits animaux » avant de toucher aux relations interpersonnelles. Je suis donc tenté de ranger le tryptique de l'illusion psychiatrique (maladie mentale + enfermement + psychiatrie), qui en est la séquelle populaire, au sein des mythes endopsychiques, sans me demander comme Freud si ce serait faire de la « psychomythologie » !

Ce bref panorama de la Santé mentale a voulu la poser comme lieu et base socioéconomique de la psychiatrie ainsi qu'aire d'influence idéologique des pouvoirs médical, économique et d'État. Tâche qui a fait l'objet en Grande-Bretagne du livre qu'a publié Peter Kinderman[17], avec en conclusion un « Manifeste pour la réforme de la Santé mentale ». On ne saurait toutefois se passer de l'apport des victimes et de leur entourage, quand bien même involontaire,

---

[17] *A Prescription for Psychiatry*, Palgrave/Macmillan, 2014.

maladroit ou inconscient. Aussi reste-t-il maintenant à examiner de plus près comment l'esprit peut devenir la proie des siens et de la société, jusqu'à s'en trouver broyé par le système.

Victimes exemplaires

Au fil des pages comme du temps, la Famille, redevenue cheval de bataille de la droite après avoir été l'emblème du pétainisme, est apparue comme l'un des ancrages de la Santé mentale, en tant que victime et objet de protection, mais aussi l'une parmi les sources des troubles. Et pourtant, les médecins ne lui ont longtemps accordé que peu d'importance, jusqu'au moment où les tenants de l'hérédité inventèrent la « constitution », faisant du trouble psychique une entité familiale transmissible. Aussitôt l'époque, secouée par le développement industriel et les polémiques autour du darwinisme, s'en saisit dans une collusion de la famille, de l'État et de la médecine. C'est alors que la « folie » s'avéra problème de société, réclamant législation, institutions et professions nouvelles qui écrasèrent l'esprit et l'autonomie des sujets qu'elles prétendaient sauver ! Naturellement, les plus sensibles et fragiles, créateurs et inventeurs, en pâtirent le plus en se voyant stigmatisés « artistes-fous » et « savants-fous » alors que l'on parle rarement de généraux ou industriels fous…

Des exemples mettant en lumière ce processus sélectif se sont présentés à moi, autant par le hasard de colloques et publications que par d'anciennes affinités : Friedrich Hölderlin, d'abord, qui en pâtit dans le temps où naissait à peine l'aliénisme, puis Camille Claudel, qui fut prise dans les secousses de la neuropsychiatrie émergente. Leurs douloureux parcours se ressemblent étonnamment, autant que leur destin final resté figé *ad æternam*, semble-t-il, par la négativité obstinée de l'idéologie psychiatrique.

Friedrich Hölderlin

Né en 1770, auteur d'*Hypérion*, l'une des œuvres majeures du préromantisme allemand, le poète Friedrich Hölderlin vit la première moitié de sa vie taraudée par une série d'épreuves douloureuses. En 1806, c'est la seconde moitié qui en fut stérilisée par l'internement imposé par sa mère, dans la clinique privée du Dr Autenrieth, non spécialisé mais très prétentieux. Il n'en sortit, au bout de huit mois, que pour un « placement familial » proche où il s'éteignit après trente-six années d'improductivité à l'exception de poèmes diversement appréciés.

Si les conditions exactes du brutal enlèvement de Friedrich à Homburg (pour « être remis à sa mère » !) restent floues, les motifs ou prétextes de cette décision sont abondants : tout d'abord, l'ami chez lequel il était hébergé, Sinclair, se trouvait en difficulté à la suite de la création de la Confédération rhénane mettant fin au règne du Landgrave de Hesse, leur protecteur à tous deux, avec pour conséquence la perte du revenu de bibliothécaire pour Friedrich. Il faut y ajouter le décès en 1805 de Schiller, son autre soutien et principale admiration littéraire, alors que Hegel, ami proche, ne bougeait pas. Un véritable intérêt chaleureux n'aurait-il pas aidé le poète à franchir cette pénible étape alors qu'il n'avait pas encore surmonté le deuil, survenu en 1802, de Susette Gontard, seule grande passion amoureuse de sa vie ? On peut le penser, mais n'oublions pas aussi que la proclamation de l'Empire en 1805 venait d'ébranler ses idées favorables à la Révolution française, lui faisant perdre tout espoir de voir l'avènement d'une république souabe et le plongeant dans l'angoisse de la répression policière…

Ainsi tout ou presque de ses espoirs et désirs s'était effondré. Comment n'en aurait-il pas été bouleversé, déstabilisé ?

Certes, on peut aussi voir dans la perte précoce de son père et son beau-père des facteurs de fragilisation, ce que fait Jean Laplanche dans sa thèse *Hölderlin et la question du père*[18], puisqu'il resta face à une mère rigide et autoritaire qui tint longtemps à ce qu'il devînt pasteur, méprisant sa vocation artistique et se polarisant sur les questions d'argent ! Y voir l'amorce de la « schizophrénie » qu'on lui prête rétrospectivement me paraît une extrapolation douteuse.

Il est évident, par contre, que les psychiatres d'hier et d'aujourd'hui n'ont rien retenu ou presque des malheurs décrits plus haut. Pour eux, y compris Laplanche, Hölderlin est le « poète-fou » ; ce qu'a rejeté le plus proche témoin de son existence, le menuisier éclairé Wagner, chez qui il vécut ses trente-six dernières années et ce que conteste avec des arguments solides son biographe le plus attentif, Pierre Bertaux[19].

Mon but ici n'est pas de départager les opinions, à tant de distance dans le temps, l'espace et les mœurs ; d'ailleurs en tant que psychanalyste je ne pourrais valablement me prononcer hors de la moindre relation transférentielle avec le sujet dont il est question ! D'où mon regret que la thèse de Jean Laplanche, mon collègue d'internat et ami, puisse être invoquée à charge et qu'on l'y trouve invoquant les diagnostics antérieurs comme vérité indiscutable. Ce faisant, il ne faisait que marcher dans les pas de son directeur de thèse, Jean Delay, officiellement psychiatre et inventeur de la

---

18 PUF, coll. « Quadrige », 1984.

19 *Hölderlin ou le temps d'un poète*, Paris, Gallimard, coll. « Leurs figures », 1983.

« psychobiographie ». De plus, à sa décharge, il n'avait pu avoir accès à tous les documents aujourd'hui disponibles et donc tout me laisse penser qu'au terme de sa vie, son opinion aurait évolué et qu'il eût été moins tranchant.

Camille Claudel

Née en 1864, et rapidement devenue par ses audaces de sculpteur, une artiste reconnue, Camille Claudel fut internée en 1913 sur demande de sa mère aussi ! Jusqu'à sa mort, en 1943, un siècle exactement après Hölderlin, elle fut maintenue internée dans un asile, en placement dit « volontaire ». Et, comme lui, elle reste marquée du stigmate de la « folie » par l'obstination psychiatrique en dépit d'une levée de boucliers dès 1913 et malgré des constats récents beaucoup plus nuancés.

L'examen de son « dossier administratif », dans les archives du Vaucluse, et le parcours de la documentation de l'hôpital de Montdevergues puis la lecture de la correspondance publiée offrent une vision d'ensemble assez différente des clichés en vogue. Ainsi, Camille s'y révèle avoir été une pensionnaire calme et sociable, attentive même aux souffrances de ses voisines, alors que les courriers de Mme Claudel mère (jamais venue sur place), presque exclusivement adressés à l'administration de l'établissement, révèlent une insistance quasi haineuse en vue de faire interdire à Camille toute visite, correspondance et déplacement hors de son quartier ! Ses destinataires, bien que très (trop) conciliants n'ont pu faire strictement respecter ses interdits (dont une fois au moins ils ont questionné la légalité), ce qui leur a valu de nombreux rappels à l'ordre, généralement accompagnés de récriminations ou suppliques à propos des tarifs de séjour et paiements. Pourtant, parallèlement, la famille Claudel, mère et sœur surtout, se faisait verser la « pension » des Beaux-Arts (en fait reversement d'un généreux don d'Auguste Rodin) destinée à Camille !

On retrouve ici la même cupidité maternelle que celle dont eut à souffrir Hölderlin. Laquelle s'accompagna dans les deux cas de ce fait proprement stupéfiant : *jamais*, en plus de trente ans, ces deux mères ne sont allées visiter l'enfant qu'elles avaient fait interner, rien (maladie, âge ou infirmité) ne venant expliquer cette attitude abandonnique. Mais, en contrepoint, comment comprendre qu'elles n'aient pas été convoquées par l'administration et surtout les médecins ? Elles sont donc restées de pures don-neuses d'ordre à distance, comme pour des marchandises…

Camille, elle, ne cessa jamais d'interpeller et de questionner aussi bien parents que personnels hospitaliers. Un exemple : l'approche de Noël 1938 l'ayant fait penser à sa mère, elle écrit une fois encore à son frère (qui, lui, ne lui envoie que de rares billets et n'est venu que douze fois la voir en trente ans) : « Je ne l'ai jamais revue depuis le jour funeste où vous avez pris la funeste résolution de m'envoyer dans les asiles d'aliénés » et, repensant au portrait qu'elle avait fait de sa mère, elle redépeint « les grands yeux où se lisait une douleur secrète, l'esprit de résignation qui régnait sur toute sa figure, ses mains croisées sur ses genoux dans l'abnégation complète : tout indiquait la modestie, le sentiment du devoir poussé à l'excès, c'était bien là notre pauvre mère ». Après cette belle analyse de la femme rigide qui voulut cet enfermement puis qui ne cessa d'en exiger le maintien « définitivement », sans le moindre relâchement, Camille s'inquiète du devenir de son œuvre… et achève sa missive par des souhaits, avant de signer « Ta sœur en exil ». Cette lettre, sa dernière publiée, est franche et cohérente, empreinte de délicatesse malgré son réalisme ; ce que l'on ne retrouve pas dans les messages de Paul et moins encore dans les épîtres accusatrices ou gémissantes de Mme Claudel mère. Ni affection, ni humour chez eux, alors que le courrier de Camille à son galeriste Eugène Blot, et surtout en 1905, comporte des passages irrésistiblement drôles ! Elle sait pourtant se plaindre aussi, par exemple auprès de l'administration au lendemain de son transfert dans le Vaucluse. Or, c'est le moment que choisit sa mère pour insister répétitivement sur le caractère « définitif » de cette mesure ; ce qui n'a rien de légal, au regard de la loi de 1838, mais les médecins se taisent et la direction enregistre, avec confirmation du directeur les 11 et 13 février 1915. Suivra une plainte de Camille pour « mauvais traitements », à quoi le surveillant-chef répond, mais à Mme Claudel, en l'assurant que cette plainte n'était « nullement fondée » ! On pourrait se demander si elle est suivie médicalement (je n'oserais dire psychiatriquement), car l'unique mention d'une visite médicale que j'ai trouvée date du 29 octobre 1929 où l'un des médecins assure Paul qu'il l'aurait « vue personnellement »... De traitement, il n'est nulle part question. La seule initiative médicale notable est celle du Dr Brunet en juin 1920, qui disant avoir observé une « amélioration », propose à la mère une sortie d'essai que Mme Claudel repousse avec indignation. Elle s'oppose même à tout rapatriement vers la région parisienne en vue de la rapprocher des siens... Les médecins n'y reviendront timidement qu'en novembre 1923, toujours sans le moindre succès. Mais, au travers des «bulletins médicaux » (accompagnant les certificats légaux), on entend Camille se plaindre de plus en plus vivement de sa famille. En février 1921 elle déplorait qu'on l'eût internée pour se débarrasser d'elle et, dans un certificat de novembre 1924, on signale qu'elle « prétend que sa famille la tient enfermée pour s'emparer de sa fortune », ce qui n'est pas inexact si l'on examine attentivement ce qu'il est advenu de son héritage et de la « pension » transmise par les Beaux-Arts, alors que le discours médical met tout ceci sur le compte d'un « délire de persécution ».

Qu'ont donc appris d'elle, et sur elle, les médecins ? De son génie précoce, de ses relations pédagogiques puis amoureuses avec Auguste Rodin, des commandes trop rares et mal payées de l'État (parfois même annulées), des calomnies récurrentes proclamant ses œuvres inspirées de Rodin ou même dues à lui… Très ingrate fut cette période active de sa vie pour Camille, sans cesse menacée par la pauvreté et l'injustice d'une société qui tardait à reconnaître l'originalité et la puissance de son travail. Malheureusement, les psychiatres semblent n'en avoir rien su, ou n'en ont pas tenu compte ; tout autant que de ce qui s'était joué initialement autour de la petite Camille, artiste précoce et ombrageuse rejetée par une mère rigidement bloquée dans ses croyances et traditions. Mais ils auraient pu comprendre ce désamour s'ils s'étaient fait conter que Mme Claudel mère avait vu mourir prématurément son premier-né que la petite ne pouvait réellement remplacer ; ce à quoi l'affection discrète du père n'avait pu suppléer. D'où son enfance assez solitaire, son indépendance et cette passion pour le modelage, puis la sculpture par le biais de quoi elle sut si bien s'exprimer. Elle en ferait même l'axe de sa vie, avec l'aide de deux maîtres : Alfred Boucher puis Auguste Rodin, lequel devint son amant. Relation semi-incestueuse, enrichissante et dévorante, qui la contraignit à supporter péniblement les frasques de son amant et un ou plusieurs avortements, alors qu'elle aspirait à devenir son égale, sans grand espoir puisqu'il avait tout (renommée, commandes, aisance) et elle si peu ! Il ne lui était resté que l'affrontement, le scandale, les querelles puis les séparations déchirantes.

Dans le même temps, sa carrière s'était bien amorcée, la reconnaissance venait malgré les envies et médisances, mais sans écho chez elle où la mère ne la comprenait ni ne l'appréciait, tandis que le père restait effacé et que Paul ne pensait qu'à son propre avenir… avec la gloire en vue.

Vint le « tournant du siècle », souligné par Michel Deveaux[20], psychiatre à Montdevergues, et la révolte de Camille prit un tour incohérent, l'éloignant de ses amis. Elle ne voyait plus qu'ennemis : dans l'administration annulant des commandes si précieuses pour sa survie, parmi ses admirateurs, dont Rodin très mal à l'aise, et dans sa famille trop distante. Ce qui conduit le Dr Deveaux à lancer depuis son XXIe siècle omniscient, qu'elle était « en plein délire ». C'était aussi l'opinion de la famille, quoique leur père tout malade qu'il fût ait écrit à Paul dès 1904 : « C'est avec un crève-cœur que je laisserai Camille à son isolement... », isolement d'où, lui enterré, les autres la tireront en 1913 pour l'interner. Nul médecin n'y trouvera à redire et le lourd appareil psychiatrique d'État se refermera sur elle, définitivement, à la demande de cette mère qu'aucun professionnel ne semble avoir rencontrée. Quant à Paul, son frère poète et chrétien, il la visita peu et ne se déplaça pas pour les misérables obsèques qu'on lui fit en 1943. Il laissa même perdre ses pauvres restes, s'étant borné à noter dans son *Journal* au 25 septembre, soit au lendemain de son ultime visite et quelques semaines avant qu'elle ne mourût : « Avons-nous fait, les parents et moi, tout ce que nous pouvions ? » Des années plus tard, il écrira des articles sur elle, contribuera à une première exposition posthume de ses œuvres et condamnera… Auguste Rodin ! Par contre, lui et ses proches surent faire intervenir François Lhermitte, professeur de neurologie, pour obtenir un *satisfecit* : « Blâmer la famille Claudel serait prématuré au vu des documents (médicaux) », conclusion fort prudente rapportée par Michel Deveaux qui terminait son propre ouvrage sur cette question incisive : « Y a-t-il eu une sorte de collusion entre la famille et l'asile pour maintenir Camille séquestrée pendant près de

[20] *Camille Claudel à Montdevergues*, Paris, L'Harmattan, 2012.

trente ans ? » sans amorcer de réponse. Il est pourtant difficile d'en rester là, ou d'en faire l'affaire des « spécialistes », car il est rare, selon mon expérience, que les médecins se plient aussi facilement au désir des familles.

Voilà donc deux exemples où des familles éclairées, bien établies et nanties, ont coopéré avec des médecins obligeants et des fonctionnaires soucieux d'ordre pour enfermer puis tenir à l'écart jusqu'à leur mort des artistes de grande valeur... comme par lettre de cachet. Leur activité créatrice, si précieuse pour l'humanité, a tourné court au mitan de leur vie et le reste de leur existence fut pratiquement stérilisé, tandis que leur œuvre, ou plutôt ce qui nous en est parvenu, resterait attribuée à un « artiste-fou » et donc plus ou moins dévalorisée. Dira-t-on que c'était pour les sauver, ou les « soigner » (quoi qu'on ait alors su faire...) ou faudrait-il y voir une entreprise d'anéantissement de l'exceptionnalité confiée à la psychiatrie ? Qu'on n'invoque pas, en tout cas pour Camille, l'excuse du temps, des circonstances (les guerres) ou du retard des connaissances, car Freud avait écrit l'essentiel de son œuvre avant l'internement de Camille et l'achevait cinq ans avant son décès ! De semblables histoires se produisaient récemment encore ; j'en ai vu et les ai contées.

On ne peut, il est vrai, considérer la psychiatrie comme une simple spécialité médicale. Toute récente qu'elle soit, et souvent mal considérée dans les cercles médicaux, elle jouit d'un « immense pouvoir », essentiellement policier et pénitentiaire, comme l'ont rappelé entre autres plusieurs interventions parues dans le numéro 53 de la revue *Rhizome* consacré au Droit et à la Santé mentale. Ce pouvoir, que lui accorde la République, la psychiatrie le met en partie au service des familles à l'encontre de leurs membres turbulents ou scandaleux qui, de ce fait, se voient momentanément privés de leurs droits de citoyen au prétexte, fourni par un médecin si possible psychiatre, de « maladie mentale » dont rien d'objectif ne peut faire la preuve ! C'est là un cas d'exception, affecté de surcroît d'une portée discriminante très peu constitutionnelle. En effet, comme on le sait depuis longtemps (par exemple, par les travaux d'Hollingshead et

Redlich[21]), ce sont très majoritairement les classes populaires, défavorisées, que touche l'internement en hôpital psychiatrique, les riches ne recourant qu'à des consultations ambulatoires ou des cliniques privées. On constate en outre qu'il arrive plus souvent aux artistes, savants et enseignants d'être internés qu'aux politiciens, militaires et administrateurs de sociétés. De quoi soupçonner que l'hôpital psychiatrique pourrait servir à mettre en retrait celles et ceux qui inquiètent, perturbent ou s'opposent à la classe dominante et gouvernante.

Reste l'interrogation sur la docilité qui paraît gouverner les psychiatres, tant vis-à-vis de l'État que de l'Ordre établi et même de la Morale. On ne saurait l'attribuer à l'ignorance, car les psychiatres m'ont généralement paru plus cultivés que la moyenne des médecins, pas plus qu'à une faiblesse corporative, car ils se sont depuis longtemps dotés d'associations professionnelles particulièrement robustes. Je vois en fait dans cette docilité l'effet d'un sentiment d'impuissance ou d'insuffisance dû à la précarité de leur formation, à la diversité souvent contradictoire des pseudo-savoirs qu'on leur inculque et à l'arbitraire des moyens supposés thérapeutiques mis à leur disposition. D'où la difficulté à se prononcer, les querelles diagnostiques (autour du DSM en particulier) et l'effroi devant les « malades difficiles ». Et de cela résulte le besoin des psychiatres de s'appuyer sur d'autres disciplines « plus scientifiques » comme l'imagerie cérébrale, la neurobiologie et même la psychologie avec ses tests et épreuves. On voit là comment l'illusion psychiatrique mine la confiance et l'assurance des psychiatres qu'aucune formation spécifique ne prépare aux réalités de leur pratique face aux désordres de la pensée, du

---

[21] *Social Class and Mental Illness*, New York, John Wiley, 1958.

désir inconscient et de la sexualité. Il est certes des matamores qui tranchent, mais la plupart des psychiatres restent modestes, pris entre les exigences et/ou plaintes des familles et les réquisitions administratives ou légales. Qu'en attendre alors, sinon peu de succès pour beaucoup d'échecs ou abus, puisque la psychiatrie s'est montrée elle-même n'être qu'illusoire, autant du point de vue social que scientifique.

C'est paradoxalement cela qui permit à **Antonin Artaud** d'échapper en partie au sort désastreux de Friedrich Hôlderlin et Camille Claudel. Certes, il fut présenté tôt aux psychiatres par ses parents inquiets, mais il suivit ensuite un parcours chaotique allant d'asiles publics à toutes les variétés du secteur privé[22]. Heureusement, la multiplicité des intervenants, leurs statuts et systèmes différents modulèrent ses modes d'enfermement et ses rapports avec le personnel médical (depuis Ferdière, excessivement paternel, jusqu'à Delmas, presque fraternel) adoucirent les conditions de séjour, ce qui n'empêcha nullement qu'il subisse les traitements les plus discutables, mais entrecoupés d'entractes plus ou moins libres laissant subsister sa créativité. Finalement, ce furent la compréhension, la tolérance et l'admiration de nombreux amis artistes qui lui permirent de survivre et même de bénéficier jusqu'à la veille de son décès de réelles possibilités d'expression publique.

On doit dire aussi que sa famille le soutint longtemps patiemment et affectueusement en dépit de ses extravagances, d'excès toxicomaniaques et de provocations scandaleuses dont la forme théâtrale incite à penser qu'elles tenaient au personnage de héros tragique qu'il s'était choisi. Mais cette fois encore, la relation avec la mère avait pris peu à peu une forme déchirante… tout comme son rapport à la féminité,

---

[22] Voir Thomas Maeder, *Antonin Artaud*, Paris, Plon, 1978.

écueils si fréquents du fragile parcours humain, de l'enfantement jusqu'à l'enterrement, qu'on ne les regarde plus comme folies. Quoi qu'il en soit, dans la nuit du 3 mars 1948, Artaud consomma un flacon d'hydrate de chloral et fut trouvé mort le lendemain. Overdose ? Il avait projets et rendez-vous, mais avait aussi dit qu'il n'écrirait plus… Et pourtant il était presque parvenu à échapper à la psychiatrie. Contre-exemple paradoxal où l'on voit le plus perturbé de trois grands artistes déclarés « fous » réussir à conserver et même étendre ses relations tout en poursuivant son œuvre grâce à celles et ceux dont l'affection et le respect firent qu'il put résister à l'enserrement étouffant du système prétendument soignant !

Illusions et au-delà

« On n'apprend rien de l'illusion, tout au plus qu'elle est illusion. On n'apprend que de la désillusion. »

Georges Favez[23]

La psychiatrie n'a pas bonne presse et ne l'a jamais eue. On la sait maintenant en crise, peut-être au bord de la ruine, et pourtant, ses principaux soutiens, les grands laboratoires pharmaceutiques en particulier, n'ont jamais été si riches et puissants. Mais sa position exceptionnelle par rapport au droit s'est vu sérieusement mise en cause par la loi du 11 juillet 2011. Enfin, la désaffection du public, patients comme professionnels (des centaines de postes restent vacants), est une réalité tout comme la médiocrité de ses résultats. Chercher une erreur ou des responsables serait faire fausse route : c'est la psychiatrie qui est en déclin ! Plusieurs signes l'annonçaient dans les champs les plus divers et d'autres permettent de se faire une idée de vers quoi nous pourrions aller. Je commencerai par rapprocher les avertissements convergents d'auteurs aussi lus ou écoutés que Cicéron, Thomas Bernhard, Ingmar Bergman et Bob Wilson avant d'esquisser l'incohérent devenir des représentations « psychopathologiques » au cours des siècles. Puis, venu le triomphe apparent de la médecine, on s'arrêtera entre Capitole et roche tarpéienne sur le retournement de neurobiologistes qui, au vu des travaux récents, mettent en doute la victoire naguère promise aux thèses de la « biopsychiatrie ». Enfin, je me pencherai sur les réalisations de plusieurs équipes qui, à l'inverse, ont entrepris d'offrir aux esprits troublés des services de type préférentiellement psychologique et social, plus respectueux du Sujet.

Au cours des dernières années l'audacieux metteur en scène Robert Wilson s'est intéressé à un jeune homme que

---

[23] « L'illusion et la désillusion », *Nouvelle Revue de Psychanalyse*, n° 4, 1971

l'on disait autiste. Lui-même, « refusant de considérer ses étranges créations comme pathologiques, y a vu des ressources formidables permettant de traiter le langage comme un matériau plastique, au-delà de la seule signification ». Ils ont donc travaillé ensemble et Christopher Knowles a vu reconnaître sa propre qualité d'artiste créateur.

La même aventure ou presque était arrivée quelques années plus tôt au romancier autrichien Thomas Bernhard après qu'il eut tissé une relation d'amitié avec Paul, neveu de Ludwig Wittgenstein. Il en parle longuement dans le livre qui le porte en titre : « Paul a été tué par ses illusions maladives sur lui-même et sur le monde ; moi aussi, tôt ou tard je serai tué par mes illusions maladives sur moi-même et sur le monde [24] ». Et il accentue sa critique : « Paul est devenu ce qu'on appelle un fou, parce qu'un jour il s'est subitement dressé contre tout et que, forcément, pour cela même, il a fait la culbute, tout comme j'ai fait la culbute un beau jour, parce que comme lui, je m'étais dressé contre tout, seulement lui est devenu fou pour la même raison que moi j'ai été atteint aux poumons. Mais Paul n'est pas devenu plus fou que je ne le suis moi-même[25]… »

Ingmar Bergman, quant à lui, fait dans son film *Persona* une démonstration plus complète encore. Déjà, son titre fut considéré comme une allusion à Carl Gustav Jung, ce qui n'est pas impossible. Mais on ne peut oublier qu'en tant qu'auteur dramatique, Bergman voyait certainement dans la *persona* le masque de théâtre antique symbolisant le rôle. Et c'est bien ce dont il est question dans le film où la figure centrale est devenue muette en jouant le rôle d'Électre. On l'interne alors, mais le psychiatre qui s'occupe d'elle déclare : « Elle n'est pas malade ! » et la confie à une jeune

---

[24] *Le Neveu de Wittgenstein*, Paris, Gallimard, 1985, p. 31.

[25] *Ibid.*, p. 33.

infirmière encore peu formée personnellement et professionnellement. Dans les entretiens des deux femmes, il sera question de l'enfance de la soignante et de sa sexualité, ce qui nous mène loin de Jung. Mais on voit aussi un enfant passant la main sur une vitre infranchissable tandis que la pellicule déraille et se brise. C'est la relation qui défaille et le seul mot prononcé, « rien !», l'indique encore plus clairement. Les rôles se sont presque confondus, comme dans les folles tentatives d'« analyse réciproque » de Ferenczi, et le spectateur demeure seul égaré. Peut-être n'est-ce pas le meilleur film du grand réalisateur, mais je pense que c'est celui où l'on est le plus en difficulté pour attribuer l'étiquette de fou à quiconque…

Enfin, remontons beaucoup plus loin dans le temps, et lisons sous la plume de Marcus Tullius Cicéron, dans ses *Tusculanes* de 45 avant notre ère, une prise de position encore plus catégorique : « Les perturbations de l'esprit – terreurs, excès sexuels, emportements – appartiennent en fait à ce genre que les Grecs appellent pathos (παθη), que j'aurais pu nommer "maladies" en un sens littéral, mais ceci ne cadrerait pas avec l'usage latin ; en effet la détresse, l'envie, l'excitation et la joie, que les Grecs baptisent "maladies", c'est-à-dire réactions de l'esprit échappant à la raison, nous sommes au contraire justifiés, à mon avis, de dire que ces mêmes motions sont des "perturbations" et non des maladies au sens courant[26]. »

Ces observateurs-créateurs subtils allaient jusqu'à se prononcer, encore que non-professionnels, sur la façon d'intervenir. Cicéron s'exclame ainsi : « comment pouvons-nous accepter l'idée que l'esprit ne puisse se soigner lui-même, alors que c'est l'esprit qui a inventé la médecine corporelle… Nous voyons que les esprits qui étaient prêts à

---

[26] Disputations III, IV, 7-8.

se soigner et ont suivi les conseils des sages se sont indubitablement guéris. C'est la preuve que la médecine de l'esprit, je veux dire la philosophie, dont l'aide n'est pas à chercher au-dehors de nous-même… nous donne la possibilité de nous porter remède ». Quant à Bernhard, il enfonce encore le clou : ayant dénoncé « l'impuissance médicale » malgré « les désignations les plus sensationnelles [données] à cette prétendue maladie mentale de Paul », il ajoute que « le psychiatre est le plus incompétent des médecins[27] ». Voilà comment des artistes journellement confrontés à la création par leur imagination perçoivent les effets de l'Inconscient tels une source cachée, mystérieuse mais naturelle, là où la plupart des médecins diagnostiquent une « affection mentale ». Il est donc possible de ne pas se laisser emporter par l'idéologie de la folie considérée mal effrayant et insensé…

Une telle clairvoyance n'a pas été répandue, bien que longtemps on eût ici et là regardé les perturbations psychiques avec tolérance et parfois le respect dû au sacré. L'Église catholique y voulut voir par contre la marque du démon et leurs errements imaginaires ou symboliques valurent à bien des malheureux d'être massacrés par l'Inquisition en tant que possédés ou hérétiques. La royauté devait y mettre un terme en ramassant et enfermant ensemble dès 1657 les perturbateurs de toutes sortes, prostituées, voleurs et pauvres « fous ». Procédés que jugèrent inhumains les Révolutionnaires, à qui l'on doit leur prétendue « libération » par Pinel. Mais que faire d'eux, alors ?

Quatre décennies de débats houleux furent nécessaires avant que l'on s'accordât sur le choix de l'autorité médicale, en France, tandis qu'en Belgique lui était préférée celle de la Justice, et cela jusqu'à une date récente. En 1838,

[27] *Op.cit.*, p. 16-17.

une loi fut enfin votée instituant et réglementant l'aliénisme. Censée protéger l'aliéné contre lui-même, elle visait plutôt à préserver biens familiaux et société ! C'est qu'avec la Restauration, la bourgeoisie l'avait emporté dans presque tous les domaines et se souciait d'abord d'assurer la conservation et la transmission de ce qui faisait sa force : son patrimoine. Les préfets contrôleraient donc l'ensemble du dispositif départemental tandis que les médecins aliénistes maintiendraient les aliénés au sein des asiles, souvent encore gérés par de puissants ordres religieux. C'était là le mode français de traiter la folie et il ne prit une réelle consistance médicale qu'avec la seconde guerre mondiale. L'aliénation ayant alors fait place à la « maladie mentale », les aliénistes devinrent psychiatres et les Asiles hôpitaux psychiatriques, avant d'être rebaptisés Centres hospitaliers spécialisés. Évolution très résumée, qui met en évidence la très tardive prise en considération de la vie psychique pour ce qu'elle est, expression et moteur essentiel de l'humain. Les moyens de soins avaient certes longtemps manqué, mais les représentations de la psyché, de l'esprit, demeuraient primitives, partagées en deux types de croyances qui restent encore vivaces.

La première, d'essence religieuse, remonte à l'Antiquité : l'esprit y est révéré en tant qu'âme éternelle. Tout embryon est supposé recevoir celle-ci, à condition de ne pas appartenir à l'une des peuplades indigènes qu'un concile classa « sans âme ». D'emblée constituée, elle échappe au développement comme à l'évolution. Si donc elle manifeste quelque dérèglement, il ne reste qu'à l'attribuer à un ensorcellement ou une possession démoniaque que l'autorité religieuse devra mettre hors d'état de nuire. Ce fut la tâche principale des inquisiteurs et exorcistes par les moyens que l'on sait.

La seconde croyance est scientiste et vit le jour au XIXe siècle. Elle résultait des progrès accomplis dans la connaissance du système nerveux central et des réseaux neuronaux ; ce qui conduisit au mythe du tout-cérébral supposé secréter la pensée comme le foie la bile. En confier les troubles à la médecine allait donc de soi, bien que celle-ci n'ait eu comme recours que bains froids et gardiennage ! La syphilis et les débuts de la génétique compliquèrent les choses. On parla de traits héréditaires et certains crurent pouvoir isoler le gène de la « criminalité », puis celui de la schizophrénie... François Jacob fit heureusement revenir à la raison en rappelant que la génétique ne pouvait se prononcer sur le psychisme : « On peut être assuré que les réactions caractérisant l'activité du cerveau apparaîtront au biochimiste tout aussi banales que celles de la digestion. Mais décrire en termes de physique et de chimie un mouvement de la conscience, un sentiment, une décision, un souvenir, c'est là une autre affaire. Rien ne dit qu'on y parvienne jamais. Pas seulement à cause de la complexité, mais aussi parce qu'on sait, depuis Gödel, qu'un système logique ne peut suffire à sa propre description ». Quelques pages plus loin, il soulignait qu'à ce niveau, « la coordination des éléments repose, non plus sur l'interaction de molécules, mais sur l'échange de messages chiffrés[28] » renvoyant à la parole, à l'écriture et concluant que « la biologie vient se diluer dans l'étude de l'homme ». Quant à une transmission héréditaire ou génétique, « ce n'est plus la sélection naturelle qui joue le premier rôle...C'est la Culture, plus efficace, plus rapide ». De telles mises en garde ne suffirent pas à mettre fin aux spéculations faisant fi de la mesure et de l'épistémologie ; on y reviendra.

[28] *La Logique du vivant*, Gallimard, 1970, p. 341.

La persistance de ces croyances, y compris chez beaucoup de professionnels, a permis et entretenu le rapprochement contre-nature de la *psyché* et de la *-iatrie* (médecine en grec), engendrant l'oxymore *psychiatrie* désignant cette pratique que les pouvoirs cultivent pour mieux achever la soumission des masses et l'effacement des attitudes non conformistes. Hésitations et doutes s'étaient pourtant manifestés depuis longtemps. L'observation d'inégalités considérables dans le développement psychique questionnait les plus clairvoyants. La découverte de quelques enfants « loup » ou plutôt sauvages, puis le suivi de leur évolution, imposaient la prise en considération du rôle déterminant de l'environnement ou milieu. Le manque de stimulations affectives et/ou langagières explique leur non-accès à l'humanité, comme Marivaux le mit en scène dans *La Dispute*. Soupçon confirmé par la rapidité d'apprentissage ou d'oubli des langues, phénomène propre aux enfants en fonction de leur usage ou pas de celles-ci. Enfin, passant sur ce qu'a illustré la pratique de psychanalystes comme Mélanie Klein auprès de nourrissons, je signalerai le travail du neurobiologiste Gabriel Corfas et de son équipe dans une population d'orphelins roumains restés isolés. Le retard de leur développement psychique put être corrélé avec l'absence d'oligodendrocytes dans leurs réseaux neuronaux, alors qu'un apport affectif et langagier conséquent les faisait proliférer ! Nous y reviendrons, en insistant sur le rôle déterminant des proches et de l'environnement dans l'humanisation du petit enfant porté, bercé et stimulé par l'amour, les soins et l'éducation de ses père et mère (hypostasiés dans le nouveau concept de « parentalité »), ce que je désignerais volontiers comme l'intervention active de l'Autre favorisée par les avancées sociales de la culture et la civilisation. Dès lors, on ne peut plus accorder un rôle prépondérant à la médecine comme le voudraient pourtant encore les psychiatres qui se refusent à voir qu'en maîtrisant de mieux en mieux leur corps, les humains sortent enfin de l'animalité.

Tout cela va de pair avec une autre représentation de l'esprit ou psyché. À l'ancienne vision unitaire, biologiquement homogène, succède une structure complexe comportant une infrastructure neuronale, instrumentale (dont les anomalies relèvent de la neurologie) humanisée et animée par une superstructure innovante, d'essence relationnelle, où les échanges d'affects et de paroles font naître le Sujet avec ses vicissitudes. Chacun en connaît, pour les avoir un jour éprouvés, les flambées imaginaires, rêves et cauchemars, fantaisies soudaines et passions que peuvent accompagner des créations artistiques, des inventions ou des aventures allant du chef-d'œuvre jusqu'au crime ou sacrifice. Et tout cela peut s'expliquer, se comprendre, bien qu'on en fasse communément des *folies* assorties d'épithètes comme folie du volant, folie amoureuse, folie des grandeurs, etc., lesquelles vont parfois jusqu'à des instants d'abandon ou d'exaltation. J'ajouterai que le développement psychique de l'enfant en présente des esquisses précoces qui ont conduit Mélanie Klein à y décrire les phases dépressive et schizo-paranoïde. Au sortir de ces folies, on a souvent du mal à reconnaître et accepter ce qu'on a pensé, dit ou fait... mais sans en faire une maladie ! Et pourtant, l'humanité en est venue à parler de la Folie, au point que dans nos sociétés, le terme de « fou » s'est répandu, faisant apparaître un être de folie, sur le mode des démons puis du « malade mental », poussant les populations à passer de la tolérance au rejet : ce que l'autre dit « fou » montrait, disait ou faisait était condamné, objectalisé, puis repoussé comme déchet intolérable. D'où la solution d'exclusion par l'aliénisme puis celle de normalisation par la psychiatrie.

Dépassant à la fois excès et simplifications, il reste à accepter la complexité de l'esprit en combinant ses deux étages (matériel – sens, parole – et psychique), ce qui n'est pas contesté pour les phénomènes physiques possédant une double nature à la fois corpusculaire et ondulatoire. On parvient ainsi à un positionnement épistémologique cohérent où ce sont les rapports du sujet avec son environnement qui déterminent aussi bien le développement psychique que ses retards, avatars ou anomalies. Leur chercher un facteur causal hétérogène source d'un processus « pathologique, maladif », n'est que transposition du modèle médical. Plus adéquate est une approche psychosociologique, psychanalytique, pluridisciplinaire articulée avec une pratique pouvant faire parler de *psychagogie,* au sens littéral… Le principal levier n'en peut être que le psychisme conscient et surtout inconscient des intervenants par lequel seulement s'établira une relation constructive ou reconstructive, ce qui suppose une formation personnelle suffisante comme pour la psychanalyse.

Cadres institutionnels

Aujourd'hui règne encore une idéologie psychiatrisante et le monde s'est couvert d'hôpitaux-asiles psychiatriques, scellant l'objectivation et l'exclusion des esprits perturbés, tout en suscitant la peur et le rejet des populations. Dans le même temps, heureusement, ont pu surgir çà et là de petites équipes ou structures qui s'efforcent de préserver quelque spécificité psychologique en agissant de façon humaine, respectueuse des personnes. Je n'en donnerai que deux exemples illustrant les tendances marquantes en France.

Un premier courant, resté centré sur les hôpitaux et cliniques, concentre sa réflexion sur « l'institution » et, avant tout, sur les rapports entre toutes les catégories présentes, depuis le personnel médical jusqu'aux agents de service en passant par les hospitalisés, les administratifs et les paramédicaux. Les effets positifs de la concertation quotidienne ont fait parler de « psychothérapie institutionnelle », dénomination qui devint celle du courant en partie initié par François Tosquelles puis Lucien Bonnafé et dont Jean Oury fut le chef de file et porte-parole.

Le second courant est plus directement issu de l'expérience et d'innovations liées à la psychanalyse, dont la pratique s'est étendue de la cure individuelle proposée par Sigmund Freud jusqu'à des formes groupales et familiales, aux variantes du psychodrame de Moreno, à des modalités moins prolongées (cures brèves de Malan à la Tavistock Clinic), ainsi qu'à des pratiques plutôt formatrices tels les groupes de Michael et Enid Balint (de la Tavistock aussi) destinés aux médecins généralistes initialement, puis à d'autres professions, afin de les rendre plus aptes à résoudre les conflits psychiques et émois transférentiels émaillant la prise en charge de patients. Cet épanouissement, non terminé, s'est avéré d'une grande fécondité tout en menant à de nouvelles extensions (voir p.149).

On comprend aisément que par rapport à tout ceci, la pratique libérale de Freud, en cabinet, se révélait peu adaptée. Une série de cadres différents vit donc le jour au gré des besoins et situations. C'est ainsi qu'au sortir de la seconde guerre mondiale deux psychanalystes non-médecins, Juliette Boutonnier et Georges Mauco suggérèrent à l'Éducation nationale de créer pour les lycéens en difficulté des centres psycho-pédagogiques. Le premier ouvrit au lycée Claude-Bernard à Paris en 1946 et le second à Strasbourg en 1948.

Ce fut une réussite mais l'Ordre des médecins, créé par l'État de Vichy, voulut y voir une concurrence déloyale… et batailla jusqu'à obtenir qu'un gouvernement conservateur les place sous direction médicale ! Ainsi les CPP devinrent-ils des CMPP (centres médico-psycho-pédagogiques)… La réussite initiale ne s'en poursuivit pas moins, et l'on vit s'ouvrir en addition des bureaux d'aide psychologique universitaires (BAPU), des externats et internats médico-pédagogiques (EMP et IMP), parfois pour la scolarisation d'enfants anxieux ou agités, mais souvent consacrés à des cas difficiles. Maud Mannoni et Fernand Deligny se consacrèrent à prendre ceux dont personne ne voulait, psychanalystes et éducateurs poursuivant leurs efforts jusqu'à l'adolescence. Enfin, pour les petits, il y eut grâce à Françoise Dolto, les Maisons Vertes avec en parallèle les centres d'action médicosociale précoce, créés et gérés par les DDASS, mais faisant souvent double emploi avec les CMPP les plus ouverts.

Il faut préciser que les directions de l'Action sanitaire et sociale, bras départementaux du ministère de la Santé, s'efforcent de tout contrôler. À côté de cela, les timides et peu durables efforts de l'Éducation nationale constituent presque une exception, le service psychiatrique des prisons et la psychiatrie militaire restant inaboutis. Après l'époque faste des groupes d'aide psycho-pédagogiques (GAPP) qui, outre la tâche imposée du dépistage, amorcèrent divers essais de coopération avec les enseignants, les parents et les autres institutions psychologiques locales, vint un recul voulu. Les GAPP se résorbèrent sous la forme résiduelle des RASED, et il ne reste plus qu'un nombre très insuffisant de psychologues scolaires, fonction institutionnalisée grâce à une initiative de Henri Wallon fort en avance sur son temps. Leur isolement et leur petit nombre les ont mis dans une position difficile et démoralisante. Et pourtant, les GAPP s'étaient montrés un irremplaçable lieu d'échange entre l'école primaire, avec ses soucis grandissants, et les multiples institutions de la santé mentale. Des réflexions croisées s'étaient développées et certaines avaient donné lieu à des publications. Je crains qu'il ne reste pas grand-chose de tout cela, mais le plus regrettable est qu'au travers de telles structures et coopérations aurait pu se concevoir et démarrer l'action de prévention qui, mentionnée par Freud mais rejetée par des puristes, inscrite jusqu'à son effacement dans les statuts et budgets des caisses régionales de la Sécurité sociale, ne fut qu'exceptionnellement concrétisée.

Cette longue énumération, assurément incomplète, veut montrer que l'inventivité alliée à la volonté de travailler en équipes pluridisciplinaires se référant à la psychanalyse a permis la floraison d'expériences novatrices échappant à la domination souvent stérilisante de la médecine. Elles eurent les statuts les plus divers, de l'associatif à but non lucratif jusqu'à l'appartenance à la Sécurité Sociale ou la Justice, en passant par la gestion municipale. Peut-on interpréter cet élan comme un effort de démédicalisation des actions psychologiques, un pas vers la *psychagogie* ? C'est possible. L'avenir le dira, puisque toute trace n'en a pas disparu.

Récemment, d'ailleurs, nous est venu d'Angleterre, sous le nom de « psychiatrie critique », un mouvement qui pourrait aller dans le même sens. Mais, bien qu'empruntant également à l'antipsychiatrie, il évite encore de mettre la psychiatrie en cause et garde l'illusion de la voir devenir une discipline autonome !

Virage des neurosciences

Le signe le plus encourageant réside donc sans doute dans la volte-face qui se dessine au sein des neurosciences ! Je m'en étais éloigné à la fin des années cinquante, quittant UCLA et la Californie, convaincu qu'elles ne sauraient répondre à mes attentes. Et pourtant alors, en ces débuts de l'électronique, elles gardaient l'ouverture et la fraîcheur des débuts prometteurs. Mais quand fut venue l'explosion des avancées informatiques et numériques, c'est la « bulle spéculative » décrite par François Gonon qui se forma. Des neurobiologistes, et à leur suite les psychiatres organicistes, crurent pouvoir proclamer que dans un avenir proche, les neurosciences diraient toute la vérité sur l'esprit humain, son fonctionnement et ses troubles. La psychiatrie n'aurait alors plus qu'à suivre et la psychanalyse à disparaître, comme en ont rêvé les positivistes intégristes (*squares,* dit-on outre-Atlantique) depuis Pierre Debray-Ritzen jusqu'à Michel Onfray, en passant par Jean-Pierre Changeux.

Or, les résultats sur lesquels ils comptaient se font toujours attendre, en dépit de l'indéfectible complicité optimiste des médias. Et voici que depuis deux ans, le vent commence à tourner. Comme le prévoyait Gérard Pommier, il n'y a « pas de victoire en vue de l'homme neuronal sur l'homme psychique[29] » et des neurobiologistes, au contraire, constatent avec nous que dans la bataille d'annonces, on avait trop souvent oublié le Sujet, le langage et la parole avec tout ce qui peut « faire décision » ! Nous allons donc examiner attentivement les raisons et modalités de leur virage. Cependant, l'évolution des idées s'avère toujours plus

---

[29] *Comment les neurosciences démontrent la psychanalyse.* Flammarion, 2004, p.17

complexe que ce à quoi l'on s'attend. Et je ne puis traiter de la conception actuelle de l'esprit sans m'inquiéter du devenir de la société qui l'engendre et le berce, avant de l'étouffer ! Car si la Révolution le libéra des brumes de la religion dominante, avec l'aide des Lumières et l'appui de l'industrialisation naissante, il me paraît qu'aujourd'hui, l'avènement du néolibéralisme tend à le figer, sinon à le pétrifier.

Ce qui s'annonce, c'est le règne sans partage de l'informatique et de la robotique censées libérer définitivement l'humain… Or, actuellement, nous assistons à une intense campagne médiatique et politique en vue de réduire « coût du travail » et « coûts sociaux », la finance triomphante exigeant des profits croissants et immédiats. Ce qui se traduit dans les faits par la méconnaissance des Sujets et de leurs désirs, l'objectivation des populations consuméristes et la machinisation intensive des échanges : contrôle des circulations par caméras et codes, facturation et paiement par machines, guichets bancaires et postaux transformés en distributeurs automatisés, conduite automatique des métros, jeux sur machines, commerce « en ligne », etc. C'est-à-dire disparition de l'humain mis au rancard, ou plus exactement au chômage, sous prétexte d'accélération des procédures, de plus grande fiabilité et autres allégations très contestables. Tout cela nécessitant bien sûr une grande soumission de la population visée ! Faut-il alors s'étonner que soit apparue cette vague idéologique qui, précédée par la mode de la science-fiction (le monde des robots), prône aujourd'hui la biologisation générale, à commencer par celle de l'esprit ? Je veux en narrer deux étapes que j'ai vécues, bien qu'en ne saisissant pas sur le champ leur portée redoutable.

Cela concerne deux discours prononcés dans des cadres culturels fameux. André Green avait été invité aux deux comme discutant et, m'y trouvant, j'intervins pour le soutenir vigoureusement. La première occurrence fut un débat de France-Culture dans le cadre du Festival d'Avignon à la fin des années soixante-dix, où Green et moi dûmes sérieusement batailler pour endiguer les rodomontades animalières de Rémi Chauvin. La seconde prit place au Centre Georges-Pompidou, quelques années plus tard, et cette fois ce fut contre un Jean-Pierre Changeux trop sûr de lui que nous eûmes à défendre (moi depuis la salle) une conception relationnelle de la pensée fondée sur l'expérience de la psychanalyse, alors qu'il n'avait à opposer que des faits de laboratoire et des prédictions sur l'avenir miraculeux promis aux hypothèses neuronales. Inutile de préciser qu'aucun de nos contradicteurs ne s'intéressait aux échanges sociaux et langagiers ainsi qu'à la sexualité ou l'affectivité, sinon pour les réduire au niveau d'effets synaptiques. Comment n'avoir pas vu alors que cette tendance organiciste, mécaniciste, servait admirablement la machinisation financière néolibérale de notre civilisation ? Un cerveau-machine convient mieux à la déshumanisation qu'exige la société économique, là où des sujets pensants et aimants ne peuvent mettre qu'entraves ou confusion ! Les croyants dociles du passé, spiritualistes ou positivistes, se rapprochent plus de cet idéal machinique que les esprits libres et critiques qui ont porté notre essor culturel, tels Freud, Einstein et Picasso pour ne citer qu'eux.

Remarquons dans la foulée que l'illusion psychiatrique sied admirablement à l'évolution mécaniste objectivante de notre époque. Quoi de plus simple et discret que d'écarter idées et conduites novatrices ou déstabilisantes, bourgeoisement immorales ou politiquement incorrectes, en leur apposant l'étiquette de maladie mentale ? N'est-ce pas ce qui est arrivé à Donatien Alphonse François de Sade, le précurseur, puis à Camille Claudel ou Antonin Artaud et bien d'autres, connus ou passés inaperçus ? Il est vrai que l'illusion psychiatrique est une sorte de paravent idéologique à trois pans, fait d'une erreur épistémique (la biomédicalisation des troubles psychiques), d'une manipulation sociopolitique (la pathologisation de l'originalité ou de la subversion) et d'une illusion populaire, à savoir la foi dans l'imagerie imposée. Véritable dévotion, partagée par la plupart des acteurs de cette tragédie sociale, reposant sur un « mythe endogène » tel que l'exposa Freud à son ami Fliess en 1897. J'en reprends la citation : « la perception intérieure confuse de notre propre appareil psychique [surtout en cas de perturbation-BS] entraîne des pensées illusoires qui, bien sûr, sont projetées sur l'extérieur et, spécialement, dans le futur et au-delà », avec effet renforcé par la garantie étatique que constitue la législation sur l'aliénation mentale !

J'en reviens maintenant au changement de perspective (désillusion en marche) que constitue l'évolution survenue dans les neurosciences. En ce qui me concerne, ce fut d'abord l'article remis par Gabriel Corfas à *Science*, résumé dans le titre du compte rendu paru dans *Science Now* de septembre 2012 « L'isolation précoce altère les connexions cérébrales », qui retentit comme premier signal de la retraite stratégique des organicistes les moins obstinés. Parti de l'observation d'orphelins roumains longtemps laissés dans un profond isolement, Corfas a pu s'appuyer sur plusieurs observations du cortex préfrontal, y compris chez l'animal, et prouver que l'interaction sociale est indispensable au développement correct des oligodendrocytes. Il en tira d'« importantes implications » en ce qui concerne les effets de l'isolement sur la structure moléculaire cérébrale : la solitude ne provoque pas seulement de l'angoisse, mais elle est un signal (ce qu'avait déjà dit Freud) nous invitant à réparer et maintenir nos relations, ce qui est vital pour notre bien-être et « la survie de nos gènes ». Message aussi intéressant qu'inattendu dans *Science*, mais j'en retiens surtout le fait qu'avec lui, cette fameuse revue passait du côté de ceux qui affirment l'égale importance, et même la prééminence, du Social sur le Biologique pour le développement de l'esprit !

Sans doute suis-je allé un peu vite, mais je me sens conforté par la lecture de l'interrogation retentissante de François Gonon parue dans le numéro de septembre 2011 de la revue *Esprit* : « La psychiatrie biologique : une bulle spéculative[30] ? »(p54-73). Il y passe en effet en revue les principaux articles parus entre 2008 et 2011 et souligne le caractère illusoire des progrès annoncés, tant sur le plan de la génétique des troubles mentaux que des marqueurs biologiques et des classifications proposées. Sa démarche se développe en trois dimensions : les incertitudes de la génétique contre la nette influence de l'environnement, la non-réalisation des avances escomptées et les déformations médiatiques. Il en conclut que « cette rhétorique de la promesse commence à être critiquée. Depuis, un article publié dans la revue *Science*, le 18 février 2011, parle de "bulle génomique" et critique l'inflation de promesses irréalistes dans la littérature scientifique concernant les déterminants génétiques des maladies ». Il s'interroge ensuite sur la production de « ce discours abusif… son impact sur le public… et ses conséquences sociales » et, citant Steven A. Greenberg, il en vient à constater que « la distorsion des citations est si considérable qu'elle génère des dogmes non fondés », ce qui correspond à la croyance biologiste que j'ai analysée dans *Croire n'est pas Penser*[31]. Touchons-nous ici à l'un des moteurs de l'illusion psychiatrique, ou pourrait-il s'agir seulement de réactions liées à la décadence menaçante ? J'hésite à me prononcer car l'« *immuno-psychiatry* » me paraît encore confinée dans le cadre de la recherche biologique, tout extrémiste qu'elle soit dans ses formes autant

---

[30] *Op. cit.*

[31] Villeurbanne, éditions Golias, , 2013, 2e éd.

que dans ses « découvertes ». Ainsi n'y parle-t-on guère du vécu des patients, de leurs symptômes et de leur histoire, et se borne-t-on à des sigles comme « la BD » (sic ! = *bipolar disorder*, ex-psychose maniacodépressive) et de « cohortes » d'objets d'étude, alternant souris et humains ! À se demander s'il ne s'agit pas d'une psychiatrie auto-immune qui aurait développé le rejet de son versant *psych-*, la psyché, pour ne conserver qu'une *-iatrie* cérébrale, quasi vétérinaire ? Ce pourrait être aussi l'effet cumulatif des résistances scientistes à la psychanalyse et surtout à la découverte de l'Inconscient. Quoi qu'il en soit, l'impact de ce courant reste notable et, malgré avertissements et constats désabusés, il se renforcerait dans une majorité de l'opinion étazunienne et une forte fraction de l'européenne. Du côté des « scientifiques », certains se montrent aussi prudents que Ponce Pilate, n'écartant pas la « possibilité d'une cause principale biologique », tandis que d'autres persistent à trouver ces travaux intéressants tout en « attendant leurs résultats[32] ».

Comment apprécier l'intérêt des chercheurs, médias et investisseurs pour ce nouvel abord des « maladies mentales » et leur traitement psychiatrique ? Au temps de la guerre froide et de la science-fiction, on aurait parlé d'une volonté de contrôler mentalement les populations. D'autres ont pensé aux énormes profits de l'industrie pharmaceutique. François Gonon, lui, fait l'hypothèse qu'une causalité génétique viendrait opportunément masquer la responsabilité socioéconomique en matière de pauvreté, de handicaps, d'échecs scolaire, etc. D'où les tentatives de tous bords pour la faire admettre ! Fort logiquement, il conclut à la né-

---

[32] Extraits de travaux communiqués avant publication.

cessité du débat politique, tout en souhaitant la « démédicalisation de la souffrance psychique », ce qui, selon moi, ne serait encore qu'une demi-mesure.

Mais la confusion régnante exige pour le moins une réflexion d'ordre épistémologique et philosophique. Comment clarifier la nature des problèmes dits de « santé mentale », avec les projets neurobiologiques et l'illusion psychiatrique qui en découlent, sans s'expliquer sur le caractère « scientifique » ou non de la démarche, surtout dans ce domaine où politique et idéologie affleurent à chaque pas ? Cohérence et rationalité ne suffisent pas à le définir, car le respect des lois physiques, ou de la Nature, n'empêche pas la société d'exister, avec ses propres lois, souvent déterminantes dans les sciences humaines et sociales. Or, à la différence des premières qui sont stables et objet/source de découvertes, les secondes sont le résultat de choix électoraux ou autoritaires et varient selon les temps, lieux et rapports de force. Elles sont en outre chargées de sens et de choix émanant de Sujets agis par leur Inconscient. C'est plutôt à ce type de lois qu'appartiennent les règles du développement et du fonctionnement psychiques, ce qui souligne la distance les séparant du domaine scientifique ordinaire.

Extériorité qui se vérifie à la lecture des travaux de neurobiologie où il n'est jamais question de sens, d'histoire et de Sujets, mais de cohortes d'individus humains et/ou rongeurs soumis à épreuves et expérimentations! L'être humain y est dépossédé de son esprit, privé de toute altérité et ce faisant, réduit à l'état d'animal (de laboratoire) ou d'objet (d'étude). Une telle pratique hors Sujet me semble donc être hors sujet dès qu'elle prétend dire la vérité sur l'esprit et la pensée ou en rectifier des perturbations, ce qui n'est pas le cas quand elle se limite à en élucider mécanismes et transmission.

En aurions-nous donc fini avec les illusions psychiatriques naïves ou savantes ? Non, et qui s'en plaindrait, car n'est-ce pas l'une des meilleures défenses que possède notre narcissisme ? Il est difficile de se reconnaître déprimé, sadique ou masochiste vis-à-vis de son entourage et surtout impuissant à changer seul ; se croire atteint d'une « maladie mentale », par contre, et en attendre la guérison par des médications rassure ! C'est que la part de désir est grande dans cette duperie qu'est l'illusion, tout en n'oubliant pas ce qu'a mis en évidence Donald Winnicott, à savoir que l'illusion peut aussi servir de transition entre l'Imaginaire et la Réalité. Mais vendre ou imposer une illusion est tout autre chose. C'est une erreur, ou pire, car on sait pouvoir faire autrement ! La majorité des « thérapeutes » en activité n'ont qu'une confiance très relative dans l'arsenal de moyens qui sont à leur disposition, qu'ils soient physiques, chimiques ou, mieux, psychothérapiques. Toutefois, ceux-ci ne se distinguent que par leurs « techniques », n'accordant qu'un vague intérêt à la rencontre avec le « client ». Les médecins, psychiatres ou non, l'appellent « relation médecin-malade » et se contentent de la vouloir « neutre et bienveillante », comme aux premiers temps de la psychanalyse. Elle se résume donc le plus souvent à un échange d'amabilités et s'achève sur conseils et prescriptions médicamenteuses… C'est dire combien ce précieux moment est sous-estimé, alors même que des études conduites avec recours à des placebos[33] ont révélé que des effets positifs pouvaient accompagner la prescription de ceux-ci, laquelle est aussi, ne l'oublions pas, rencontre de deux sujets. J'y reviendrai plus loin en précisant le rôle du transfert, ses mécanismes et sa place centrale dans la cure psychanalytique.

---

[33] PH Keller, A. Giroux-Gonon, F. Gonon, « Effet placebo et antidépresseurs : une revue de la littérature éclairée par la psychanalyse », *Évolution Psychiatrique*, 78(2), p. 327-340.

À l'ignorer ou le mépriser, la psychiatrie se condamne à l'impuissance et l'immobilisme.

Quant aux gouvernants, s'ils s'accrochent encore à l'illusion psychiatrique, ou son erreur, c'est parce que la croyance en l'hérédité -*causalité génétique ?*- ou la maladie mentale -*causalité neurobiologique ?*- leur donne la possibilité d'économiser sur le plan social en se dégageant de toute responsabilité. Il faut dire aussi que « responsabiliser » le citoyen s'est rarement montré payant du point de vue de la finance/gouvernance : Il ou Elle pourrait un jour exiger des comptes…

Malgré tout, l'espoir que cela change n'est pas une illusion. On vient de le voir. Mais nombreuses et puissantes sont les résistances et obstacles sur le chemin des Lumières, ici aussi.

Comment conclure alors? Difficilement, car on ne peut pas plus dissiper les illusions que les démonter ou les écarter comme déréelles. La seule possibilité raisonnable est de travailler à leur dépérissement, leur perte. Ce qui n'est pas près d'advenir avec le système psychiatrique tant sont nombreux obstacles et résistances.

Pour partir du plus archaïque, je commencerai par la « peur du fou » qui a mobilisé familles et foules depuis l'Antiquité. Il me paraît superflu d'évoquer le roi Lear et son « pauvre Tom » pour en témoigner. Aujourd'hui, presse, radio et télévision plus encore contribuent à son renforcement par l'étalage quotidien de faits divers où l'agitation et la férocité prêtées à des gens psychiquement perturbés entretiennent crainte et rejet. Il en va de même aux urgences hospitalières, si l'on en croit les émissions qu'on y a enregistrées et diffusées. Et pourtant, des statistiques ont montré à plusieurs reprises que la part des « malades mentaux » dans la criminalité est non significative. On aurait donc, grâce à la diffusion de la peur, construit un mythe de plus ? Je manque de documentation suffisamment fiable pour me prononcer mais, par contre, j'ai constaté à plusieurs reprises comment on pouvait rendre apparemment ou réellement redoutable une personne perturbée.

Dangerosité ?

Un matin, à Casablanca, on m'appela à l'entrée de mon service où deux *assès*, équivalent de nos policiers municipaux, se présentaient avec une impressionnante momie en exigeant qu'on les en débarrasse au plus vite ! C'était un homme grand et fort, à la peau sombre, qui tentait de se libérer de ses liens. Je demandai à ses accompagnateurs de l'en défaire afin de pouvoir lui parler, mais ils refusèrent, le déclarant dangereux. Je parvins à lui arracher qu'il était docker, avait fumé du kif et très mal dormi à la belle étoile…

Nous arrivâmes au compromis qu'il se laisserait endormir, les *assès* consentant finalement à lui dégager un bras pour l'injection. Ce fut fait et le lendemain nous pûmes nous entretenir calmement. Il travaillait sur le port, mais n'avait plus de logement, ce qui expliquait tout selon lui : « Comment tu ferais, toi, pour dormir dehors avec ce froid ? Moi, je fume… » des dizaines de pipes de haschich (cannabis=kif). Les *assès* l'avaient trouvé assoupi et, le réveilléant, l'avaient rendu furieux et et donc roué de coups. Malade, alors ? Dangereux ? Peut-être, vu sa taille et sa force, mais surtout si on le provoquait !

De cet épisode, je rapprocherai la rencontre, bien différente, que je fis à l'unité de malades difficiles (UMD) Henri-Colin, située dans l'hôpital psychiatrique de Villejuif. Quelques bâtiments bas entourés alors d'un fossé et d'une clôture électrifiée ! Pierrot le Fou y avait été enfermé, et s'en était évadé… L'homme dont je vais parler m'avait été signalé par Jean Laplanche. Interne de ce service et plus tard psychanalyste et auteur renommé, il m'avait recommandé ce vieil historien, que son royalisme trop démonstratif avait contribué à faire interner d'office après la Libération de Paris, douze ans plus tôt ! J'ignore comment il avait pu passer pour dangereux, mais c'était un vieillard raide, aux yeux pâles, avec qui converser était toujours plaisant. De sa famille, il ne voulait pas entendre parler, mais sur Catherine de Médicis il était intarissable et m'offrit l'intéressante biographie qu'il lui avait consacrée. On comprendra que je me sois efforcé d'obtenir sa sortie, bien que Jean Laplanche m'eût averti avoir essayé en vain. « Inutile et impossible », me déclara le chef de service, « le préfet s'y oppose ». Rien de psychiatrique ne justifiait cela, aucune « dangerosité pour les personnes ou l'ordre public » n'étant même alléguée, et je quittais le service quelques mois plus tard, laissant là cet historien victime d'un abus de la psychiatrie autoritaire rappelant les lettres de cachet.

De tels faits ont poussé des psychiatres à la révolte, sans qu'ils s'élevassent pour autant contre la psychiatrie en soi. Et pourtant, j'en ai dit les excès, auxquels j'ajouterai l'inefficacité prouvée des antidépresseurs et les dangers des neuroleptiques dont un syndrome d'overdose peut avoir des conséquences vitales. Je citerai néanmoins l'article optimiste de Joshua Sparrow de Harvard, « Pour une prochaine révolution scientifique en psychiatrie[34] ». Glissant sur l'adjectif « scientifique » difficilement applicable à cette pratique, je m'interroge sur sa proche « révolution »... car l'auteur dit bien que « la pertinence de la psychiatrie est compromise » et il expose ses « limites actuelles » pour montrer « l'insuffisance du paradigme » et conclure, avec Thomas S. Kuhn, « qu'une révolution scientifique se prépare ». Suivent des « il faut... » et la prédiction peu recevable que « la psychiatrie conceptualisera les « objets » comme sujets, « l'autre » *comme* « nous tous » ! Comment

[34] In *Rhizome, bulletin national de santé mentale*, n° 46-47, décembre 2012.

entendre ceci quand on connaît la pratique étiquettante et classificatrice actuelle, même si une « recherche communautaire et participative » était déjà en cours ?

J'ai aussi précédemment mentionné la « psychiatrie critique », née aux États-Unis et défendue en Angleterre par un petit groupe de psychiatres du NHS, nous dit Philip Thomas dans un article de janvier 2013 (traduit et présenté à Reims par P. Landman). L'ennui est que leurs critiques visent d'abord Thomas Szaz et les antipsychiatres, après avoir écarté Marx et Freud pour s'inspirer du pragmatisme. Le reste de l'exposé traite du diagnostic sous plusieurs angles comme s'il s'agissait du défaut essentiel de ce qu'il nomme « psychiatrie scientifique » ! Rien, par contre sur l'Inconscient et le Sujet ; pas la moindre distance critique vis-à-vis de la médecine ! Voilà bien peu pour faire une « révolution » et même simplement renoncer aux illusions. Malheureusement, la perspective d'une éclaircie ne se présente pas sous un jour beaucoup plus brillant du côté des non-professionnels. Obstacles et résistances, au sens psychanalytique, se conjuguent, dont deux majeurs. Tout d'abord, le gouvernement et les grandes entreprises, qui inspirent souvent le précédent, ne sont pas près de renoncer à un état de choses qui leur procure de grands avantages : financiers aux derniers, et tout particulièrement dans le secteur pharmaceutique dont la psychopharmacologie fait les gros chiffres ; policiers pour le premier, auquel les lois sur la santé mentale procurent un moyen discret mais efficace de maintenir l'ordre établi des biens et personnes ! En second lieu vient le conservatisme bourgeois qui, figé dans son opposition à toute forme d'égalité, campe sur le mythe de l'infaillibilité parentale et sur la sécurité des biens et des gènes garantie par l'héritage. Pas question par conséquent de laisser reconnaître un déterminisme social qui pourrait les mettre en péril.

Il faut en effet tenir compte des sensibilités psychiques différentes selon les classes sociales, comme l'a montré l'intéressante étude déjà évoquée de Hollingshead et Redlich, *Schizophrénie et structure sociale*, faite à Newhaven (États-Unis) au cours des années cinquante. En effet, la population ouvrière se représentait majoritairement le trouble mental comme étant une maladie d'origine exogène et recourait principalement à la psychiatrie publique alors que la classe possédante penchait plus facilement vers un mécanisme psychologique et s'adressait à des praticiens libéraux, ce qu'un travail ultérieur de Redlich devait confirmer. On souhaiterait que d'aussi sérieuses enquêtes soient disponibles aujourd'hui en France pour y faire évoluer des positions trop souvent figées.

Perspectives

Conditions et connaissances étant ce qu'elles sont, les perspectives d'avenir sont très floues. Sans attendre une transformation utopique, comment agir dans la situation présente, car l'état déplorable du système psychiatrique français n'empêche ni vous ni moi de pouvoir être secoué par des perturbations psychiques dépassant notre capacité de résistance. Que faire alors ? À qui faire appel ? Comment ? Et où ?

Un voisin déchaîné, une parente déprimée menaçant de se suicider, ou soi-même tenaillé par l'angoisse, à moins que ce ne soit une bouffée hallucinatoire… rien ne nous a préparés à cela. Pas un mot durant tout le parcours scolaire. On voudrait donc faire appel, mais à qui ? Pompiers ? Ce n'est pas un sinistre rentrant dans leurs attributions. Police secours ? Pas plus, et puis ils risquent de se montrer trop expéditifs, alors que nul délit n'a été commis…

- On vous le déconseille donc formellement, excepté dans des circonstances catastrophiques, car celui ou celle que vous vouliez aider pourrait vite se retrouver hospitalisé d'office en hôpital psychiatrique, « sous contrainte » dit-on maintenant.

– Dois-je alors appeler mon médecin ?

– C'est vous qui le connaissez; vous avez pu juger de son tact et sa compétence en cas d'urgence, de conflit ou de panique. Mais il y a aussi des SOS Psy et des services de garde…

L'essentiel est bien de réagir avec calme tout en prêtant la plus grande attention aux paroles et gestes de celle ou celui cause d'inquiétude. On ne le (la) laissera donc pas seul(e). On tentera d'établir une relation de confiance, affectueuse, en le regardant et l'écoutant, non sans tenter d'apprendre s'il lui est arrivé quelque événement bouleversant ou s'il avait déjà présenté des troubles semblables. De toute façon, notre sollicitude est rassurante, alors que toute décision imposée contribuerait à l'accentuation du malaise, de la peur ou du désespoir. Et de cette concertation émergera peut-être une proposition de solution. Mais il serait difficile d'aller plus loin, de répondre directement par exemple, car la conduite observée représente souvent une demande à tiroirs…

On sait qu'existent des « lieux d'écoute », directe ou téléphonique. Mais qui répond ? Avec quelle formation ? Et quelle disponibilité ? Il y a aussi quelques services d'Urgence psychologique, parfois spécialisés. Mais on se retrouve avec les mêmes interrogations, sans garantie que les proches soient rapidement entendus et puissent faire valoir leur point de vue.

Enfin il y a les antennes locales du « secteur psychiatrique », postes avancés de l'HP. Ces dernières étant pour l'administration la dernière étape avant l'internement, avec ses contraintes bureaucratiques et l'incertitude sur ce que l'on y subit…

Quoi qu'il en soit, quoi que l'on puisse choisir, l'essentiel est de savoir à qui l'on s'adresse. Le plus simple étant de poser la question : psychologue ou médecin? assistante sociale? infirmier? (en se rappelant que seul le médecin est en droit d'interner, avec ou sans votre accord). C'est là toujours le risque, en n'oubliant pas que l'essentiel est la formation acquise, permettant à votre interlocuteur de ne pas méconnaître les ressorts inconscients et de ne pas céder à ses premières réactions.

Demander à l'interlocuteur s'il est psychanalyste ou s'il fut psychanalysé permet de se rassurer et l'on évitera aussi précipitation et conciliabules à part, toutes façons d'inquiéter encore plus la personne en souffrance.

Reste que ce tableau très élémentaire, aléatoire, ne vaut pas l'accueil réconfortant d'une institution créée pour de telles situations. Malheureusement, le présent est là, conditionnant l'avenir, et il est important de ne pas minimiser le rôle de l'Inconscient, jusqu'à parfois compter sur lui.

C'est ainsi qu'un couple vint me voir, sans leur fils adolescent dont le comportement étrange et l'opposition croissante à tout échange avaient motivé leur venue. J'en pris acte, convenant avec eux que nous nous verrions régulièrement, chaque semaine, y compris avec leur cadet, mais sans contraindre l'aîné qu'ils tiendraient informé. Ainsi fîmes-nous et, quelque temps plus tard, je vis l'adolescent arriver avec eux; il s'assit en nous tournant le dos et demeura silencieux. Père, mère et frère cadet n'en restèrent pas moins exacts, assidus, loquaces et même chaleureux. Ce qui conduisit l'aine à peu à peu se tourner vers nous. Vint l'été, sans plus de changement manifeste, et la famille annonça son départ en vacances, à quatre. Début septembre, ils me rappelèrent ; leur séjour s'était très bien passé et notre héros, détendu, avait repris le chemin du lycée sans aucune difficulté. Ainsi l'attention prudente et les efforts de la famille, plus quelques interventions de ma part, avaient pu rassurer le jeune homme sur leur affection et sur sa propre place, apaisant une révolte décalée, vraisemblablement liée aux incertitudes du passage vers l'âge adulte. On lui avait permis de dépasser un moment sidérant pour reprendre sa place dans le quatuor familial et les institutions éducatives, alors que dans d'autres circonstances il eût pu être déclaré *borderline,* ou pire, et se retrouver hospitalisé.

N'est-il pas vraisemblable qu'une approche équivalente aurait peut-être évité l'internement et ses conséquences à Friedrich Hölderlin comme à Camille Claudel ?

Pour en revenir à l'avenir des pratiques dont il a été question, je me bornerai à exposer les principes de base qui ont guidé la mienne.

Règles pour la praxis

Ma première règle, ou principe, en cette matière essentiellement relationnelle, fut de toujours *respecter le primat de l'autre*. Né d'autres, c'est la parole de l'autre, son choix de me nommer, qui ont amorcé ma subjectivation, mon accession au Je. Suivent les échanges familiaux puis groupaux (affectifs, sexuels et intellectuels) et par la suite, les rapports sociaux de travail, de loisirs et politiques qui construisent la citoyenneté et nourrissent la vie adulte. Schéma opposé au modèle individualiste « innéïste » que l'on tente d'imposer en le faisant passer pour « naturel » ! À cette fin s'offre d'ailleurs un fascinant outil : la génétique avec l'ADN et les gènes qui, maintenant inventoriés, porteraient la totalité de nos caractéristiques, depuis les traits et les dons, jusqu'à l'intelligence et au caractère. Illusion, bien sûr, ou tromperie, mais on s'efforce de leur attribuer l'origine de manifestations classées symptômes psychiatriques, comme « l'hyperactivité infantile », alors que les autorités policières utilisent couramment l'ADN et la biométrie pour identifier non seulement les criminels mais aussi les syndicalistes et bientôt l'ensemble de la population ! Pratique dénoncée par le philosophe Giorgio Agamben comme « dérive antidémocratique » vers la biopolitique : « pour la première fois dans l'histoire de l'humanité, l'identité n'est plus fonction de la "personne" sociale et de sa reconnaissance, du "nom" et de la "renommée", mais de données biologiques qui ne peuvent entretenir aucun rapport avec le sujet[35] » On voit immédiatement le rapport de ces observations avec ce que j'ai pointé plus haut comme inquiétant dans les recherches neurobiologiques les plus prétentieuses, à savoir la disparition de l'humain au profit du biologique

[35] « Comment l'obsession sécuritaire fait muter la démocratie », *Le Monde Diplomatique*, janvier 2014, p. 23.

ou de l'animal. Comment n'en pas rapprocher la tendance actuelle qui, d'un côté, multiplie les animaux d'appartement et, de l'autre, les réintroduit dans la littérature, les arts plastiques et même le théâtre ? Il s'y allie de l'anthropomorphisme, mais cet ensemble est régressif et témoigne d'un doute sur la spécificité humaine et, avant tout, sur l'égalité et la solidarité. Ce qui apparaît encore plus crûment dans la montée de discriminations, comme le racisme, basées avant tout sur le physique et « l'hérédité ».

La seconde règle primordiale, à retenir pour l'ensemble des activités qui devraient succéder à la psychiatrie, me paraît être leur *séparation d'avec la médecine*. On vient de voir à quoi la non-distinction des champs et méthodes pouvait mener : une déperdition de la subjectivité et de l'humanité car, dès lors que corporel et biologie sont privilégiés, c'est un objet qui est pris en charge, auquel on ordonne et prescrit. La marchandisation du rapport l'emporte et fait que le client-patient se voit traité comme une chose. Ce qui s'accompagne inévitablement d'un appauvrissement, sans véritable échange, et d'une quasi-impossibilité de *transfert*. Ce dernier, pourtant, est le pivot du changement que peut apporter ce que l'on désigne ailleurs comme « relation de soin ». Facilité par la régression qu'elle induit, le transfert consiste en une reviviscence d'émois et amours infantiles que le sujet déplace sur l'analyste ; une relation forte s'établit avec lui, dite *névrose de transfert*, où ce dernier ressent aussi des émois conscients et inconscients mais de façon plus distincte et maîtrisée grâce à la cure par où il est passé ; c'est ce que Freud appela *contre-transfert*, et certains fondent le tout dans un *intertransfert*. La majorité des analystes s'accordent pour voir là le principal facteur de changement, car c'est dans cette rencontre si particulière que se construisent hypothèses et interprétations susceptibles d'éclairer ou libérer. L'appellation de contre-transfert n'a donc pas été retenue par tous puisqu'il s'agit aussi de transfert, mais dans une asymétrie évidente que laisse mal entrevoir la notion d'*intertransfert* et, moins encore, la *réciprocité* imaginée et souhaitée par Ferenczi. Ce qui conduisit Jacques Lacan à parler non plus d'un contre-transfert mais du *désir de l'analyste*, dont au premier chef celui de guérir, démarche réparatrice peu compatible avec la dynamique psychique mise en évidence par la psychanalyse. La « relation médecin-malade », tant vantée mais sans contenu précis sinon commercial, s'avère donc inadéquate et même obstacle à la solution des difficultés psychiques. Le médecin, trop souvent aveugle et sourd à l'Inconscient, y joue de son savoir (supposé) et de son autorité trop réelle, maintenant le patient dans une position passive impropre à lui permettre de reprendre une existence autonome satisfaisante. N'est-ce pas là une preuve supplémentaire de l'illusion psychiatrique ?

La nécessité impérative d'une formation personnelle particulière des intervenants s'impose donc : soit limitée à l'exercice professionnel et réalisable par exemple en groupe Balint (où n'est abordé que le temps du métier), soit générale et approfondie, la cure psychanalytique, laquelle doit logiquement être suivie de supervisions par un collègue expérimenté. Ce n'est pas une garantie d'infaillibilité mais elle permet clairvoyance et maîtrise de soi. Dès lors, et plus aisément dans les institutions où la solidarité rapproche des collègues, on pourra parer aux défaillances toujours possibles. Je l'ai vérifié dans quelques cas où l'incitation à reprendre une analyse permit à un praticien de surmonter une difficulté et mieux procéder ensuite.

Une *fondamentale égalité* s'avère l'ultime règle, toute asymétrique que soit la relation de cure ; elle se matérialise dans le libre « pacte symbolique » qui précise la forme, le nombre et la régularité des séances, que celles-ci se fassent en tête-à-tête ou en groupe. S'y ajoute la *règle fondamentale* proposée par Freud à l'analysant qui doit dire « tout ce qui lui vient », à quoi le psychanalyste répond par sa « neutralité ». Double exigence difficile à respecter, puisque la vie sociale impose de ne pas tout dire au risque d'être jugé fou, et que l'analyste ne peut interpréter sans qu'intervienne son propre Inconscient (le contre-transfert) !

Conditions et contexte

Ici faut-il encore préciser la complexe mise en place des *cadres* : cadre de la cure dont il vient d'être question, cadre institutionnel qui englobe le précédent dans un établissement ou lieu au statut et au fonctionnement adéquats et, enfin, cadre socioéconomique par lequel les deux autres sont insérés dans la société : par exemple, cadre public ou cadre privé, libéral. Ces cadres, dispositifs structurés de la cure, s'imbriquent et interagissent.

Ainsi, le cadre du cabinet privé induit-il la relation commerciale, omniprésente de nos jours, ce à quoi l'on doit la rumeur fort répandue qu'il « faut payer cher pour que ça marche » ! Exigence que l'on prête trop volontiers à Freud lui-même, alors qu'il n'a rien dit de tel. Il a même à l'inverse prédit, à la fin de la première guerre mondiale, qu'un jour « des Institutions et des centres de consultation seront fondés où l'on emploiera des praticiens ayant une formation psychanalytique de sorte que les hommes qui se seraient adonnés à la boisson, des femmes prêtes à succomber sous le fardeau des privations, des enfants n'ayant pas d'autre choix que le retour à l'état sauvage ou la névrose, soient rendus par l'analyse résistants et efficaces. Ces soins seront non monnayés. [36]» Il voyait juste, une fois de plus, et nous en avons fait l'expérience, comme la suite va le montrer, avec la satisfaction supplémentaire d'y vérifier notre conviction que la prétendue nécessité de « payer cher » n'a rien à voir avec la psychanalyse.

C'est à l'aide d'un exemple concret, réalisé comme réponse au défi de ce texte, que je montrerai comment on peut

36 « Les voies de la thérapie psychanalytique », 1919,(interv. au Congrès de Budapest 1918)

concevoir et bâtir un lieu d'accueil et pratiques psychologiques, proche de la population et aussi libre que possible de toute surveillance ou influence hétérogène intrusive. C'est dans cette perspective que fut créée en 1971 l'Imagerie, service de la ville de Vitry-sur-Seine, institution toujours active et fidèle à ses principes fondateurs en dépit des contraintes administratives et financières. Pourtant, au regard du projet initial, elle est restée inachevée, incomplète, en raison de blocages ministériels et préfectoraux répétitifs !

Au départ, il y avait eu l'insatisfaction de la municipalité et des gens face aux pauvres services rendus par le dispensaire d'hygiène mentale géré par la DASS. Mais vint Mai 1968 et le maire, Marcel Rosette, eut vent de la recherche d'un terrain par un trio de jeunes psychanalystes (Lise Sutter, Vincent Balmès et moi-même) soucieux de faire du neuf dans ce domaine. Associer psychanalyse, Sécurité sociale et programme municipal (socialo-communiste) convint aussitôt à cet esprit entreprenant.

Il me reçut et très vite, après consultation d'autres villes, du médecin-conseil régional de la Sécurité sociale et des cadres municipaux concernés, la décision fut prise : on commencerait par ouvrir un centre destiné aux familles, en l'espèce un Centre Médico-Psycho-Pédagogique, formule inventée par deux psychanalystes à la Libération, mais ultérieurement médicalisée sous la pression de l'Ordre des médecins. Ce statut était le seul à permettre un financement souple par la Sécurité sociale et la DASS dans une relative indépendance malgré des pressions médicales. Le personnel en appartiendrait à la fonction publique territoriale et les locaux furent conçus, en pleine coopération de toute l'équipe avec l'architecte de la ville, dans un esprit d'aisance, convivialité et discrétion. On ne saurait donc confondre cette réalisation originale avec les CMP psychiatriques, dispensaires d'hygiène mentale mis au goût du jour mais toujours gérés par les DASS.

Quant aux modalités du fonctionnement, c'est peu à peu qu'elles se définirent, dans un esprit correspondant aux règles énoncées précédemment. Longtemps, un rapport annuel, rédigé par l'équipe à l'intention des élus, fit le point sur le développement et les réalisations du service puis, au terme de quelques décennies, on passa à des bilans plus espacés présentés en public avec débat. Je pense pouvoir dire que les échos recueillis furent régulièrement largement positifs, mais trois constats seront plus convaincants :

– Les demandes de consultation y viennent maintenant le plus souvent des intéressés et leurs proches, alors que dans les organismes psychiatriques, elles émanent principalement d'enseignants ou de médecins, sinon d'injonctions légales.

– On m'a confié que de jeunes adultes, suivis par moi longtemps auparavant pour des troubles graves, étaient revenus avec l'un de leurs propres enfants afin de solliciter un avis ou une aide, en faisant état des bénéfices qu'ils avaient eux-mêmes tirés de leur venue à l'Imagerie. Et cela, bien qu'entre-temps, l'arbitraire gouvernemental eût soudain imposé une stricte « limite d'âge », excluant les adultes de la prise en charge à l'exception des parents de patients ! Ce qui fit l'objet d'un affrontement juridique et politique.

– L'administration municipale, ayant apprécié le système de direction collective conçu à l'Imagerie, l'a officiellement reconnu et fait adopter par d'autres services.

Trois faits porteurs d'une appréciation plus décisive que de simples rumeurs de satisfaction !

Je m'en tiendrai là pour ce qui est de l'Imagerie dans la mesure où les lecteurs peuvent se reporter à l'ouvrage collectif *Familles en souffrance – analyse d'un CMPP municipal*[37] rédigé conjointement par des membres de l'équipe permanente en collaboration avec les chercheurs du CNRS y ayant mené une étude sociologique. L'histoire de l'Imagerie et de son fonctionnement est là minutieusement décrite ainsi que ses tribulations juridiques victorieuses, grâce à une éminente juriste, avocate de la ville, maître Nicole Dreyfus, en résistance aux attaques malthusiennes des administrations gouvernementales.

Plusieurs volets institutionnels prévus dans le programme imaginé au départ n'ont cependant pu voir le jour ; la portée du modèle en a été volontairement limitée par la DASS au moyen de barrières d'âge, restrictions de personnel, paperasserie envahissante, etc.

Mais le plus décevant fut la non-réalisation de la permanence d'Urgences jugée par nous indispensable pour répondre à toute heure à un malaise psychique ou conflit estimé insoluble par les intéressés eux-mêmes. La DASS ne voulut rien savoir, malgré le constat de faisabilité obtenu au niveau départemental et l'absence de services équivalents (alors que partout fleurissent des listes d'attente interminables et nocives) !

Enfin, une seconde étape cruciale devait permettre la coordination de la majorité des services et institutions ayant des objectifs ou thèmes voisins, entre autres vis-à-vis des mères célibataires, des jeunes délinquants, etc. Les premières initiatives d'entraide, avec circulation d'informations et dossiers avaient eu lieu ; un groupe informel, puis une association para-municipale avaient vu le jour, mais

---

[37] Paris, Scandéditions, 1993.

faute d'appui de l'administration préfectorale, on ne put atteindre le seuil vital d'une structuration intercommunale.

Il en reste heureusement une trace écrite, le numéro de *Perspectives Psychiatriques*[38] conçu en commun pour rendre compte d'une prise en charge collective réussie : « La famille Treizel ».

---

[38] N° 61, 1977.

Du rêve aux lois

Beaucoup d'obstacles persistent donc, autant dans les idées que dans la réalité, et les illusions ne sont pas près de disparaître ; ceci appelant réflexions et recherches sans a priori… Aussi est-ce en évoquant nos rêves que je terminerai car, par le biais de l'illusion, l'Imaginaire et les sens nous dupent, tandis que la vie onirique nous enrichit et peut aller jusqu'à ouvrir les portes de l'avenir. J'avais déjà connu un tel moment de grâce quand, à la fin des années soixante, nous nous réunissions avec Lucien Bonnafé, Félix Guattari et quelques économistes pour faire les plans d'un établissement idéal, de « moins de 100 lits ». Rien de concret n'en était sorti cependant ; peut-être parce qu'on n'accouche pas en groupe… On y devise et combine, mais c'est dans la solitude que *Je* crée, pour autant que les circonstances et conditions socio-politiques s'y prêtent.

Le *groupe*, avec la force de ses liens, est une addition dynamique longtemps sous-estimée en France, sans doute parce que les Anglais l'avaient conçue et théorisée ! Que d'efforts pour en lancer à Vitry, mais avec quel succès : groupe de la petite enfance, groupes de psychodrame et groupe de parents à l'Imagerie, groupes « de parole » dans des écoles, etc. Cela exige un minimum de formation, que l'on verrait volontiers requis pour tous les praticiens travaillant au contact des usagers.

Se fonder sur la *relation*, si riche et complexe, est effectivement le chemin juste si l'on veut vraiment comprendre les humains. Le langage en est la trame, et l'on ne compte pas les œuvres à lui consacrées. Mais si le *signifiant* est connu comme sa particule élémentaire, on est moins au clair quant à son articulation avec le sens et, surtout, on reste très prudent sur leur rapport aux sentiments. Serait-ce parce que leur première théorisation, avec entre autres l'invention freudienne du « quantum d'affect », a plus ou moins tourné court ? Ce qui est sûr, c'est que cette dernière désignation, d'apparence quantitative, ne rend pas justice à l'extraordinaire palette des humeurs, émotions et nuances amoureuses, à quoi s'ajoutent encore les tons et modulations de la voix, plus un éventuel accompagnement de mimiques et caresses. Tout cela meuble relations et rapports et peut en faire du sable mouvant. Bien des théories le traitent par le mépris, tentent de le gommer ou l'enferment dans une « boîte noire » ; *ça* n'en existe pas moins et ne peut donc être nié ou interdit.

Comment donc le contrôler ou faire avec ? C'est à mon avis ce que recherchait Masud Khan (psychanalyste anglo-pakistanais qui fit scandale) lorsque circulant dans une réunion, il interrogeait des collègues : « Et vous, touchez-vous vos patients ? » Des illusions et fantasmes flottent autour de cela, mais si nous voulons parvenir à sortir de l'illusion psychiatrique, il est préférable de ne rien négliger sans pour autant tomber dans d'autres illusions.

Songeant aux développements nécessaires, je me rappelle la visite à l'Imagerie d'un vice-président du conseil général du Val-de-Marne ; au terme d'une discussion passionnée avec toute l'équipe, il déclara que manquait à son Assemblée « une compétence spécifique » afin de mieux répondre aux problèmes et perturbations psychologiques de la population. Il faudrait surtout qu'en lieu et place de la psychiatrie aux soins contraignants, ou d'une psychologie trop abstraite, on disposât de petites équipes mettant au service de tous une *psychagogie* (susceptible d'enseigner et guider) ou *psychopoïèse* (terme qu'utilisa Harry Slochower lors de la visite que je lui rendis à New York en 1978) propre à faciliter la « création du psychisme » selon son étymologie. Une telle discipline, fondée sur les essentiels de la psychanalyse, réunissant des éléments de psychologie et psychosomatique, sociologie, linguistique, anthropologie et ethnologie, pourrait être en mesure de répondre à nos attentes, sans illusions. A condition, bien sûr, qu'une filière correspondante ait vu le jour au CNRS et mène recherches et enquêtes en sortant des ornières où sont restées bloquées trop d'études. Des échanges équilibrés et fructueux pourraient alors se développer avec la biologie et la médecine, en particulier pour des cas complexes.

Mais ne nous leurrons pas. Les illusions sont tenaces.

En témoigne éloquemment ce que j'ai découvert aux Journées sur la pratique psychanalytique en Europe organisées à Paris (les 17 et 18 janvier 2015) par Dimensions de la Psychanalyse. Des analystes venus d'Allemagne, Belgique, Danemark, Espagne, Italie, Luxembourg, Serbie et Suisse ont confronté avec nous, de l'Hexagone, les conditions actuelles d'une réponse professionnelle aux perturbations psychiques. Partout persiste la domination d'une psychiatrie à bout de souffle dont les gouvernements tentent de consolider le monopole par des mesures législatives assez semblables. Prétendant contrôler et garantir les « soins », elles ne traitent explicitement que de « psychothérapie » sans précision sinon pour en réglementer la formation. Ainsi, passant sous silence la psychanalyse, elles la noient dans une confusion cognitivo-comportemento-neuroscientifique et en oblitèrent l'originalité subversive. De ce fait, le champ reste à la mercie de la corporation médicale (étayée par la puissance de l'industrie pharmaceutique) et les corps de métier associés, identifiés par leurs diplômes, sont maintenus au rang d'auxiliaires médicaux ou sanitaires, à commencer par les psychologues. De même est ainsi mise hors la loi toute psychanalyse dite « laïque »... Symbolique mise à mort de Freud et de ce qu'il apporte chaque jour à celles et ceux qui ont encore accès aux multiples techniques et institutions nées de ses découvertes.

Pour qu'en ce domaine, si sensible, mythes et fantasmes puissent faire place à la raison il faudra un long effort en faveur de la Culture pour toutes et tous. Qu'attendre sinon ? Une mutation génétique favorable ? On a vu que les neurobiologistes sérieux ont cessé d'y croire, reconnaissant tardivement que François Jacob avait eu raison de l'exclure carrément. Pourrions-nous espérer que l'évolution sociale prenne un tour positif ? Autre illusion, puisque c'est l'appât du gain qui, pour l'instant, l'emporte partout avec le triomphe d'une finance spéculative sourde à l'humain. Reste donc la confiance de quelques-uns en un progrès lent mais considéré par eux comme assuré… Or, l'expérience prouve que ce qu'acquiert une génération n'est pas automatiquement transmis aux suivantes : les droits sociaux, conquis de haute lutte avant et après la seconde guerre mondiale, sont peu à peu éliminés par le néolibéralisme et l'entraide née de la Résistance s'est trop vite dissipée. Comme pour les caractères acquis il n'y a pas d'hérédité ou transmission socioculturelle! La barbarie des SS s'est reproduite au Rwanda pour réapparaître ici et là, car la pulsion de mort ne s'éteint pas, de même qu'aucune pulsion n'est spontanément sublimée ! Louise Lambrichs a pu parler de « répétition génocidaire[39] »… C'est donc chaque sujet qui doit s'humaniser et se civiliser en apprenant à maîtriser et sublimer les pulsions qui font à la fois sa vitalité et son animalité originelle. Ne nous faisons aucune illusion sur ce point, car l'avancée des technologies n'est en rien prometteuse d'humanité ; les techniques de l'information, tant vantées, ne répandent-elles pas en continu faits divers atroces, nouvelles de guerre, publicité et propagande ? Rien en elles ne garantit du positif, l'avenir dépendant de qui les utilise et pour quoi.

---

[39] *La littérature à l'épreuve du Réel*, éd. Universitaires européennes, 2010.

Là s'ouvre finalement le questionnement qu'on ne peut éluder sur les conditions du développement des humains, et plus particulièrement sur sa maîtrise et sa finalité, en d'autres termes la loi et l'égalité ! En effet, la loi dans ses divers sens n'est-elle pas le pivot de l'humanisation ? Considérée dans son acception symbolique, fondée sur le signifiant et le double interdit du meurtre et de l'inceste, elle commande l'avènement du Sujet. Dans son acception sociale et civile, elle est au fondement de toute civilisation, avec sa relativité historique. Là intervient sa finalité de principe, car toute législation qui ne vise pas à l'égalité est condamnée à terme. Or, c'est par là qu'ont pêché les législations psychiatriques, puisqu'elles reviennent à catégoriser esprits et comportements dans une essence supposée, et cela bien au-delà de la Justice courante qui porte seulement sur les actes dits a- ou antisociaux. Serait-ce un délit que de ne pas agir ou ne pas penser comme la majorité ? « Délit d'anormalité » alors, comme la question en fut posée à des psychiatres des Baumettes par « un jeune patient schizophrène[40] » ? Quant à l'irresponsabilité, légitime en ce qui concerne les mineurs, bien qu'on ne cesse de la restreindre, il semble qu'elle ne joue pas toujours de façon rationnelle. Nouvelles discriminations, préludant à de nouvelles transgressions…

Un grand adolescent, délinquant récidiviste, avait été plusieurs fois « expertisé », déclaré « irresponsable » et catalogué psychotique, ce qui l'avait conduit dans le service de L.Bonnafé à Perray-Vaucluse. En effet, le cycle vicieux légal *délit-irresponsabilité-internement-sortie*, induit par la loi de 1838, l'avait par sa répétition convaincu de sa propre impunité ! Plus rien ne l'arrêtait, comme m'en informa le juge des mineurs qui le revoyait pour la énième fois et se

[40] « Dossier Santé Mentale », 8, *Rhizome*, n° 53, 2014.

sentait impuissant. Nous convînmes rapidement qu'une nouvelle répétition risquait de lui faire perdre à jamais tout sens de sa qualité de sujet-citoyen et le fixer dans une position infantile de hors-la-loi. Nous choisîmes d'écarter cette issue, l'en informâmes à sa surprise mais sans qu'il protestât, et cette fois, il fut condamné sans échappatoire. Plus tard, je le revis ailleurs ; une mutation positive s'était opérée : loin de nous en vouloir, il fut heureux de me dire qu'il avait enfin un emploi stable.

Le dernier mot ne peut donc rester à une loi mécaniquement appliquée. Et cela ne peut être, car elle est souvent injuste, protectrice ou même créatrice d'inégalités ! L'usage psychiatrique des « expertises médicolégales » et du « nonlieu » pour état de démence au moment des faits reprochés y contribue, car il s'agit de pratiques d'exception, facilitées par l'opacité d'une psychopathologie d'après-coup (l'expert n'intervenant qu'*a posteriori*), qui contreviennent à l'immuabilité de la qualité de citoyen. En bonne logique, la loi devrait être uniformément appliquée, le jugement prononcé et quand des troubles sont observés, l'accès aux meilleures aides, soins ou cures serait offert de droit, sans « contrainte » prétendument « thérapeutique » ! Mais aujourd'hui continue à l'emporter la foi dans une opposition Normal/Pathologique (Bien/Mal), alors qu'on pouvait penser qu'en avait eu raison la thèse de Georges Canguilhem[41]. S'y ajoutent des intérêts qui font que, dans le champ de la psychologie, est banalement déclaré « pathologique » ce qui est insupportable pour un tiers, pour l'entourage ou pour la société. On l'a vu dans les cas précédemment cités. Par contre, est considéré « normal » ce qui dans un contexte donné est perçu comme convenable par les proches et/ou l'opinion !

[41] *Essai sur quelques problèmes concernant le normal et le pathologique*, 1943.

En finir…

Il faut maintenant achever ce rapide examen de la pratique médicale controversée qu'est la Psych/iatrie. Nous disions en attendre l'ouverture de l'indispensable débat quant à l'avenir de son quasi-monopole sur ce que l'on nomme « maladie mentale » ou, plus couramment, folie. Malheureusement publier cette étude s'est avéré une entreprise ardue, grosse de pièges et obstacles… Ce n'était pas pour nous surprendre, vu notre expérience du champ. Toutefois commencent à paraître ici et là des interpellations ou critiques de la vulgate psychiatrique. Outre celles déjà évoquées, citons le dossier de Télérama « *Psychiatrie - silence, on interne* » (17-23/6/2017) dont on rapprochera les interrogations nuancées du psychiatre Michel NIQUE en conclusion de son recueil « *De l'Asile à l'Hôpital* » (1/2016, à compte d'auteur), ainsi que le paradoxal Appel du Syndicat et l'Association Française de Psychiatrie (20-6-2017) requérant « *d'indispensables changements …(*pour la défense) *des intérêts de chacun* », - à savoir leurs seuls adhérents-, sans que soit fait mention du triste état de la discipline elle-même ! Vient enfin de paraître, sur deux pages du quotidien L'Humanité (8/8/2017) une complainte de personnels hospitaliers à l'enseigne de la Santé Mentale où ne figure pas le moindre doute quant à la légitimité sociale et scientifique de la psychiatrie …

Voici donc une spécialité médicale affirmée cohérente alors qu'elle n'est qu'un ensemble de pratiques controversées se succédant, disparaissant et parfois réapparaissant, exemple d'une discipline instable, jamais vraiment mise en cause et ne devant sa perpétuation qu'aux intérêts qui en tirent profit. L'objet affiché de l'ensemble reste « la maladie mentale », désignation floue sous laquelle sont rassemblés discours, attitudes et comportements déclarés insensés…, aliénés…, délirants... tout ceci en pleine confusion avec les rares effets psychiques d'une pathologie organique. Néanmoins une simple certification médicale mène alors à l'internement. Où l'on peut retrouver l'ombre des Inquisiteurs qui décidaient seuls de la possession, sorcellerie ou autres diableries de gens qui leur étaient déférés pour faits ou dires jugés subversifs…

Fait donc question l'obstination légalisée mais illogique à voir dans le désordre psychique une « maladie », ce dont s'était déjà inquiété Cicéron il y a 2000 ans ! Deux séries de facteurs en sont responsables : d'une part l'ignorance majoritaire quant à la nature de ce que l'on nomme esprit, raison ou pensée et, d'autre part, les pressions et influences sociales, culturelles et politiques s'opposant à une véritable libération des idées. C'est pourtant de cette convergence qu'était née dans l'antiquité la croyance en « l'âme », principe abstrait tenu pour impérissable et divin. Des philosophes l'avaient mise en doute, souvent à leurs dépens, mais seule la Révolution Française sut et put y substituer la liberté de pensée. Au prix malheureusement d'une exception : la « folie », fantaisie ou insanité, légalisée comme « aliénation mentale » quasi indéfinissable mais liée à une limite… ou frontière entre Raison et Déraison. Laquelle, après plus de quarante années de débats, fut laissée au bon plaisir du Parlement qui en remit la garde au corps médical sous tutelle des préfets. C'est l'objet de la loi de Juin 1838, à peine amendée depuis.

Illusion, avons-nous dit, ou tromperie déraisonnable pourrait-on arguer. Car comment nier le saut qualitatif qui sépare les fonctions vitales - biologiques- de la pensée symbolique et sociale? A moins que l'on ne récuse aussi celui entre vie et matière ? Aux lecteurs et à l'avenir d'en décider.

Les auteurs

Jean-Jacques Ritz

L'étudiant que j'étais avait, après son bac, une année de réflexion pour faire le choix de sa spécialité en sciences humaines et littéraires. Pour ma part, élevé dans une famille de professeurs de littérature (depuis quatre générations !), j'avais décidé d'exclure cette discipline de mon avenir professionnel malgré les avantages qu'elle représentait, ou que j'imaginais. Je savais d'autre part que sans l'obtention de l'agrégation, la vie professorale n'était pas idéale. La sociologie et la géographie m'intéressaient. Ayant obtenu une bourse Zellidja, j'avais fait une enquête sur des effets sociaux liés à la construction de barrages hydroélectriques dans les Alpes (à Tignes et à Roselend). Par contre, je n'avais aucune idée et très peu de représentation de ce que pouvait être la profession de psychologue. J'avais même une certaine méfiance pour ce genre de travail, heureux d'avoir réussi, dans mon enfance à échapper aux rendez-vous des psys ! Aujourd'hui, je me rends compte que si j'étais né vingt ans plus tard, il y aurait eu de grandes chances que je passe pas mal de temps dans leurs cabinets, étant un lycéen peu zélé, souffrant d'un dédain pathologique pour la mathématique et les sciences physiques !

Dans la faculté où je faisais mes études, le syndicat était composé majoritairement d'étudiants en socio et en psycho. C'est à leur contact et à la suite de longues discussions que je me décidai, sans trop savoir où cela allait me mener, à m'inscrire en psycho ! J'avais bien quelques idées : la psychologie du travail m'intéressait, on devait y être bien payé. Mais je ne me sentais pas très attiré par la psychologie clinique, ayant une peur immense de la folie, des maladies mentales et des hôpitaux en général.

À l'université, à part les références à la phénoménologie et à la psychanalyse d'un cours de psychologie générale, l'orientation était celle d'une psychologie classique, opératoire, scientifique, statistique. Nous avions cependant un cours de « psychopathologie » que nous allions suivre à l'hôpital dans un service de psychiatrie : notre professeur, Jean Guyotat, psychiatre et psychanalyste, parvenait sans difficultés à nous passionner et je commençais enfin à découvrir l'univers de la folie et de la psychiatrie. Non sans angoisse.

« Entrée » dans la psychiatrie

J'arrivai en 1963 dans un service d'hommes de l'hôpital du Vinatier, à Bron, pour un stage de six mois. Et ce fut sans doute au cours de ce stage que je pris goût pour le travail à l'hôpital. Était-ce pour satisfaire le désir d'enfant d'être, plus grand, pompier ou médecin, je n'en suis pas sûr ? La profession médicale m'avait été déconseillée, puisque je sortais d'une classe de philosophie peu scientifique. Pourtant, mon professeur de sciences naturelles, me voyant disséquer une souris, m'avait dit que je pourrais être chirurgien ! En tout état de cause, ma phobie du sang et de l'odeur d'éther m'éloignait de toute velléité de m'engager dans une profession médicale ou paramédicale ! Le médecin restait encore, dans mon esprit, avec l'ingénieur, le représentant d'une profession prestigieuse et très idéalisée. Au fond, le statut de psychologue m'allait bien et m'apportait des petites satisfactions narcissiques puisque dès mon arrivée dans un service de psychiatrie et bien camouflé dans ma blouse (comme l'interne !), j'étais considéré par les patients comme un… docteur ! Bien plus tard, cette idéalisation du médecin s'effondra lorsque je compris que l'on pouvait avoir fait douze années d'études et être un professionnel parfois incompétent, parfois dangereux mais toujours tout puissant.

La formation du psychologue s'inscrivait dans un corpus disparate et hétéroclite (de la philosophie à la biologie en passant par les statistiques), mais manquant de définition ou de spécificité. La formation « pratique » était insuffisante. Et cela ne s'est jamais amélioré. Si on la compare à la formation du médecin psychiatre (long internat de plusieurs années), elle est très mince ! Quant au contenu, il va s'organiser autour de choix faits par les équipes d'universitaires : la psychanalyse, le comportementalisme, la neuropsychologie, la psychologie cognitive, la psychométrie, etc. Et chaque université va représenter l'un de ces courants, laissant peu de choix aux étudiants.

Face à la psychiatrie s'installait donc la psychologie clinique, terme ambigu si l'on se réfère à l'étymologie du mot clinique, le psychologue étant en situation de face à face et de parole avec le patient, et la *clinique* renvoyant, elle, à la position médicale horizontale. Première ambiguïté dont nous verrons qu'elle reste un écueil dans l'identité du psychologue. Pourquoi a-t-on attendu les années soixante pour voir arriver des psychologues dans les hôpitaux psychiatriques et leurs centres de soins annexes, alors que cette profession existait déjà depuis longtemps, en Allemagne par exemple ? Est-ce l'époque de recherche d'humanisation qui suivit la dernière guerre mondiale, l'ambiance culturelle et politique, philosophique et littéraire ? Vraisemblablement. Il y eut aussi l'apparition de la psychiatrie institutionnelle qui ouvrit les asiles à de nouvelles approches relationnelles, à une prise en compte plus respectueuse des patients, à la parole et aux échanges. Jusqu'alors, l'institution psychiatrique était « tenue » par les psychiatres et les infirmiers psychiatriques, ces derniers étant souvent relégués à une fonction de gardiens, et c'était un milieu très fermé, sur les activités duquel circulaient peu d'informations. La folie était derrière les murs.

Recherche d'identité et fonctions

Dans un premier temps (jusqu'en 1968), la fonction du psychologue était généralement, sauf de rares exceptions, réduite à celle de testeur : il m'était demandé, d'une part, des tests de niveau intellectuel (QI) et, d'autre part, des tests projectifs (Rorschach, TAT, tests de dessins, etc.), mais aussi des questionnaires de personnalité. Ce travail devait s'inclure dans la recherche *diagnostique* et la classification des patients selon les schémas psychiatriques bien connus et bien rodés (névroses, psychoses, perversions auxquelles vont s'ajouter les états limites et les états maniacodépressifs). Ainsi, je devenais un collaborateur dépendant du médecin qui était le seul à prescrire ces examens, comme il le faisait avec l'électroencéphalographiste ! J'ai de bien mauvais souvenirs de cette époque où j'étais sommé d'apporter les résultats de mes « examens psychologiques » dans une démarche d'analyse réductrice du sujet, participant ainsi à l'étiquetage tant aimé des psychiatres, ce contre quoi je commençais à m'élever en proposant des résultats (remaniés !) visant à respecter l'intégrité psychique et l'originalité de chaque patient.

Enfin, plus tard, je commençai à suivre des patients en entretiens. Dans quel but ? On ne savait pas trop : mais surtout pas psychothérapique, car la psychothérapie, et toute thérapeutique était réservée aux médecins. Jusque dans les années quatre-vingt-dix (où la profession de psychologue bénéficia enfin d'un statut), il n'était pas rare de voir certains d'entre eux, installés en privé comme psychothérapeutes, être poursuivis par le Conseil de l'Ordre des médecins pour exercice illégal de la médecine ! La question était posée et les psychologues s'organisèrent pour défendre cette fonction et sortir de leur rôle ambigu de testeurs-fourbisseurs de diagnostics ! On notera, au passage, que l'université ne délivrait aucune formation de psychothérapeute et qu'il y avait dans ces premiers essais d'entretiens une grande part d'improvisation. Les uns se réfugiant dans les pratiques « à la Rogers » (thérapie non directive), les autres imitant les psychanalystes, d'autres reproduisant, sans le savoir, le traitement moral du bon Dr Pinel ! Ne parlait-on pas d'entretiens de soutien ?

Ce sont sans doute les *patients* eux-mêmes qui m'aidèrent à acquérir un début d'identité professionnelle. Je me souviens d'un patient, instituteur, que j'avais reçu pour des tests, puis des entretiens (on était en 1966), qui me disait : « Je veux être soigné par vous, car mes problèmes ne sont pas médicaux mais psychologiques ! » Je ne le lui faisais pas dire ! Rapidement, les psychologues allaient devenir des alliés des patients pour d'assez bonnes raisons : ils les écoutaient longuement (alors que le psychiatre les voyait cinq minutes de temps en temps et souvent avec toute son équipe), ils ne prescrivaient pas de traitement, ils ne décidaient pas des entrées, sorties et permissions, ils recevaient leur famille et ils pouvaient parler avec eux beaucoup plus librement. Cette position identificatoire fait partie, me semble-t-il de l'histoire de la psychologie clinique. Elle pouvait être assumée avec bonheur, ou parfois avec difficultés, lorsque le psychologue tentait de défendre l'intérêt et le sens d'un délire ou d'un comportement. Ce qui, en psychiatrie n'était pas très bien toléré. Une fois, un patient difficile, mais très soutenu par son psychologue, suscita un conflit important dans l'institution, jusqu'à la direction, qui proposa agressivement au psychologue, puisqu'il le comprenait si bien, de … l'emmener chez lui. La suite fut moins heureuse : le patient se retrouva dans un service de force (UMD).

Ma position en psychiatrie fut d'emblée difficile à tenir : je ne servais à rien ! Mais mon approche humaniste me plaçait souvent dans un engagement antipsychiatrique et anti-institutionnel. Enfin, avec les années quatre-vingt, la plupart des unités psychiatriques disposèrent d'un temps de psychologue. Ce fut une époque de bonne « collaboration » avec les psychiatres qui choisissaient et sélectionnaient leurs psychologues selon leurs critères de soins, et les soins, à cette époque étaient plutôt… psychologiques, ou au moins, assez influencés par le courant psychanalytique.

Lorsque la psychanalyse n'était pas la référence principale, on voyait des psychologues s'identifier aux médecins en prenant des attitudes directives, paternalistes et inductrices avec les patients. Ces psychologues étaient alors confondus par les patients et leurs familles avec les médecins et se faisaient appeler « Docteur » sans sourciller ! J'ai subi cette tentation sur un mode assez particulier à un moment où le médecin m'attribuait la responsabilité du suivi de patients hospitalisés. Secondé d'un interne (c'était moi le chef ! le docteur !), je pouvais ainsi veiller à ce que les prescriptions ne soient pas exagérées, les entretiens fréquents, les infirmiers mobilisés et l'écoute prise dans la dynamique transférentielle. Je ne regrette pas d'avoir ainsi participé à la formation d'internes qui m'en sont encore aujourd'hui reconnaissants. Mais cette place donnée par le médecin au psychologue ne manquait pas d'ambiguïté et je revins ensuite à une position plus personnelle de psychothérapeute.

Cependant, nombre de psychiatres refusaient la collaboration de psychologues, décrétant qu'ils étaient inutiles et qu'ils ne pouvaient pas les aider dans leur travail. Ce rejet était, on s'en doute, lié au rejet de la psychanalyse ! Aussi, dans les années quatre-vingt, m'installais-je en cabinet privé avec une réelle satisfaction : celle d'être enfin mon propre patron et de ne plus avoir le médecin et l'équipe sur le dos ! Les plus courageux abandonnèrent même presque totalement le travail institutionnel pour s'engager à temps plein dans l'aventure psychanalytique, sa formation, ses articles, ses colloques, ses groupes de travail et ses… patients. Et l'appellation psychologue fut délaissée par beaucoup au profit de celle de « psychanalyste », comme si cette fonction apportait une reconnaissance plus gratifiante. Encore une illusion ou un désir d'égaler le médecin, puisque le nom d'analyste est porté aussi bien par médecins que psychologues. Aujourd'hui, avec le refoulement progressif de la psychanalyse, les psychologues retrouvent leur titre en redevenant simples collaborateurs des psychiatres (tests, étiquetages, diagnostics, etc.).

Pour ma part, installé en libéral, après une longue formation d'analyste et une pratique institutionnelle d'une vingtaine d'années, je reçois un nombre important de patients ayant choisi de faire un travail individuel ou groupal hors du système de santé officiel, puisqu'il n'y a aucun remboursement possible, la Sécurité sociale et les ministères ayant toujours refusé cette possibilité. Il est intéressant de voir que cet état de fait est très peu évoqué dans les articles, statistiques ou débats sur la santé mentale. La corporation médicale put ainsi rejeter, parfois avec mépris, un corps professionnel qui devenait gênant et empêcheur de bricoler en rond ! Il semble bien, que même chez les psychiatres les plus ouverts à la pensée et à sa dynamique, à l'existence de l'Inconscient et des pulsions, le phallus médical (exhibé en caducée sur le pare-brise !) prenne et reprenne le dessus à un moment ou à un autre…

Bernard Sigg

Le désir de mes parents m'avait destiné à la médecine. Le mien m'en sortit. Pour eux, elle était garante d'un statut social honorable, de revenus confortables et d'une efficacité louable dans la lutte pour la santé qui manquait tant à mon père. En fait, j'y trouvai un apprentissage scolastique, fondé sur l'autorité et le « par cœur ». Je l'appréciais peu, bien que trouvant au PCB, en physique et chimie, une ouverture pratique et séduisante sur la méthode scientifique. Je continuais donc à me chercher.

Et voici qu'en cette même année 1950, je fus fasciné par deux expositions parisiennes hors du commun : l'une sur l'électroencéphalographie, au palais de la Découverte, il me semble, et l'autre à l'hôpital psychiatrique Sainte-Anne avec comme objet l'art psychopathologique. Deux promesses quasi miraculeuses accueillaient leurs visiteurs : la première, que la technologie électronique leur donnerait accès aux mécanismes cérébraux et la seconde, qu'au travers d'œuvres de « malades mentaux », ils pourraient saisir l'essence de la Folie. Ces visites m'inspirèrent l'envie d'accéder aux merveilles de la technologie moderne ainsi qu'aux mystères de créations plastiques hors norme. Ce qui cadrait mal avec le contenu terre à terre de mes études médicales, mais le compensait un peu.

Aussi, comme stage de deuxième année, je choisis le service de neuropsychiatrie de Noël Péron au vieil hôpital Ambroise Paré. Là, je rencontrai pour la première fois ce que l'on nomme naïvement folie. Mais le chef de service n'écoutait guère ses « malades » et leur attribuait un lit et une étiquette diagnostique sans rencontrer leurs proches, pressé qu'il était de leur faire administrer calmants ou électrochocs. Me revient le souvenir d'un patient hospitalisé par lui pour une paralysie atypique des membres inférieurs, très probablement hystérique ; après un bref entretien, Péron le prit au collet, l'entraîna vers l'escalier et l'y poussa en nous annonçant qu'il allait faire un miracle. L'homme trébucha puis dévala sans chuter. Et le patron de s'exclamer « Vous voyez, on fait mieux qu'à Lourdes ! », ajoutant quelques mots pour en faire un banal simulateur… Ce stage me laissa sur ma faim, mais toujours plus résolu à comprendre. Un chef de clinique s'aperçut heureusement de mon malaise et m'interpella : « Si c'est la psychiatrie qui t'intéresse, prépare donc l'internat des Asiles ! » Je fus surpris, mais suivis son conseil. Des mois de dur travail et de bons entraîneurs me permirent d'être nommé au premier concours.

Durant cette préparation, j'avais fait fonction d'interne à la clinique psychiatrique d'Ivry où quelques années plus tôt, Antonin Artaud avait achevé son existence tourmentée. Le médecin-directeur nous avait hâtivement munis, mon collègue Gérard Dedieu-Anglade et moi, d'un savoir thérapeutique minimal : calmants de la pharmacopée classique, abcès de fixation, électrochocs et cure de Säkel par comas insuliniques. Tout n'allait pas sans risque mais, guidés par le directeur, nous veillions sur sa clientèle choisie, courant d'un pavillon à l'autre au cœur d'un parc qui seul subsiste. Cet activisme était connu, y compris de praticiens notoirement fameux pour leur condamnation de tels traitements ; à commencer par le Pr Baruk qui, bien que féroce détracteur des électrochocs, lui adressait discrètement des patients à cette fin et venait à l'occasion les visiter, à leurs frais ! C'est là que se dévoila pour moi la dimension théâtrale tragique du système psychiatrique, alors qu'au même moment, se déclenchait la longue guerre d'Algérie.

Dans les asiles français

Interne des hôpitaux psychiatriques de la Seine, je pris mes fonctions pour la première fois à Ville-Evrard, en banlieue est de Paris, dans un grand service où s'entassaient plus de 500 internés « alcooliques ». Je dus y apprendre le b.a.ba du métier, car si la préparation du concours m'avait féru de connaissances anatomiques, physiologiques, chirurgicales et médicales je n'y avais rien appris sur le plan psychologique ou psychopathologique. Quel vertige ! Et quelle irresponsabilité de la part de l'administration hospitalière et ministérielle, qui n'avait prévu aucune possibilité de tutorat ou assistance. Nous n'étions en effet, pour « traiter » cette foule, que deux internes plus le chef de service et quelques infirmiers recrutés alors sur la base du certificat d'études primaires... Cocktails vitaminiques et cures de dégoût (dont l'efficacité ne durait pas plus que ne vivent les roses) étaient abondamment prescrits par notre médecin-chef qui, adepte de la typologie, s'intéressait plus aux mensurations des patients qu'à leurs dires.

Les années passèrent, animées par ma soif de savoir théorique et pratique, quête pour laquelle la faculté se montrait sans souci ni ressources. Elle n'offrait, en matière de neuropsychiatrie, qu'un stage facultatif de trois mois à la Clinique des maladies mentales où professait Jean Delay qui, disait-on, avait pris cette chaire faute de mieux . On murmurait en outre que c'était un hépatologue soutenu par l'évêché...

Je lui préférais les conférences et « présentations de malades » de Henri Ey, affable sage aux épaules larges et à l'accent rocailleux, qui m'avait chaleureusement accueilli en me prédisant un bel avenir vu mon jeune âge. Je fréquentais de surcroît les causeries phénoménologiques d'Eugène Minkowski, et n'y trouvais pas mon compte. J'allai donc voir du côté de la psychologie en Sorbonne : mais l'enseignement *ex cathedra* m'y parut encore plus abscons et même simpliste. Je ne persévérais pas.

Un trait rapprochait pourtant ces diverses sources de connaissance offertes : leur silence sur les déterminants et mécanismes des altérations psychiques. La « psychiatrie morale » de Baruk (à quoi il associait un rôle des colibacilles...) tout comme l'organicisme pur et dur du vieux Pr Marchand (dont la recherche de lésions anatomopathologiques cérébrales demeurait stérile) me faisaient sourire tandis que les constructions des pavloviens ne semblaient fécondes que pour la gent canine. Vers quoi ou qui se tourner ? J'étais comme en apesanteur, mais non sans illusions.

Cherchant des bases plus solides, j'imaginai que je les trouverais dans l'infrastructure neurale ; les progrès de l'électroencéphalographie semblaient le promettre, et plus encore la neurophysiologie. Cela suffit à me propulser vers le laboratoire CNRS de Paul Dell qui m'envoya me perfectionner chez Horace Magoun à l'Université de Californie à Los Angeles. N'y trouvant pas non plus d'ouverture sur le psychisme, je revins au bout d'un an à Sainte-Anne.

De poste en poste, changeant de service tous les six mois, j'allais connaître des équipes recherchant des relations plus étroites avec les hospitalisé(e)s et leur milieu. Animées par des praticiens progressistes, promoteurs de la « sectorisation » encore à venir, elles s'éloignaient du suivi médical habituel et s'adressaient aux gens en fonction de leur histoire et leur existence sociale. Néanmoins, nul ne s'écartait de la médecine : patients classés par diagnostics et gravité ou durée de séjour, médecins et paramédicaux en blouse blanche, visite au lit du malade, etc. Le progrès reposait sur la présence attentive d'un service social compétent, avec en outre la possibilité de rencontrer une psychologue, bien qu'on la limitât souvent à la passation de tests.

Le travail du psychiatre se révélait désespérant : hospitalisations prolongées et mal supportées, passages fréquents à la chronicité, sorties insuffisamment préparées avec rechutes et dégradation sociale en dépit d'un suivi en dispensaire voué surtout au renouvellement des ordonnances de neuroleptiques.

À l'étranger

Cela dit, le paysage psychiatrique n'était pas plus avenant ailleurs et je vis pire au Maroc et en Algérie où, pour cette raison, dès le lendemain de l'Indépendance, on choisit de créer des structures plus légères et ouvertes. Simultanément, le jeune Institut de la santé publique d'Alger me permit de proposer aux médecins généralistes de l'assistance médico-sociale de quoi faire face aux urgences psycho-pathologiques.

Mais il est aussi, heureusement, des peuples qui tolèrent les esprits singuliers ou marginaux, les conduites inhabituelles ou transgressives, et qui ont su comment aider à leur façon celles ou ceux qui par l'effet des circonstances ou de l'environnement ont perdu espoir, contrôle ou raison. Ainsi, il y a quelques années, dans la partie semi-désertique du Rajasthan, arrivant avec mon épouse dans un hameau misérable, nous aperçûmes un peu à l'écart, au point le plus élevé, une construction en pierres. Curieux, nous interrogeâmes le jeune chamelier qui nous accompagnait. Après une brève hésitation, il répondit que c'était la maison de la folie : si quelque habitant n'allait pas bien ou dérangeait trop, des membres de sa famille allaient s'y installer avec lui et s'en occupaient jusqu'à ce qu'il s'apaise. Des voisins venaient le voir aussi et, le temps passant, généralement les choses s'arrangeaient.

Ce détour par le monde me donne l'occasion d'évoquer le Maroc qui m'accueillit pendant la guerre d'Algérie et m'offrit un poste de psychiatre remplaçant. Je pus parcourir le pays et m'y instruire. Mes fonctions me faisaient en effet accéder à toutes les classes de la société et chez les plus défavorisés je fus frappé par les graves troubles liés à la consommation excessive de kif (haschich), souvent seul moyen de supporter la faim ou le froid. Mais dans ce monde encore féodal, où le mariage précoce et souvent forcé restait une institution coutumière, je ne me souviens pas avoir vu jamais de dépression ou psychose puerpérale alors que, peu après, dans l'Algérie nouvellement libérée, leur fréquence tragique m'impressionna.

Avec un collègue mozambicain, Arturo Campos, nous nous penchâmes longuement sur ce paradoxe pour finir par conclure qu'une même tradition cruelle pouvait devenir traumatisante, suite à trop d'espoirs déçus, alors qu'elle restait tolérable dans une société relativement figée comme la société marocaine. Foin des hypothèses hormonales ou toxiques, il nous fallait voir là le narcissisme socialement déchiré de combattantes qui avaient pu résister à l'ennemi mais non aux pressions familiales ! Cela me fit encore perdre quelques illusions sur la psychiatrie classique et je me tournai vers les théorisations de Freud portant sur les névroses de guerre et sur la sexualité où je trouvai plus tard à la fois le courage et la matière de mon premier ouvrage.

De cette époque africaine date aussi mon penchant pour la pratique britannique, plus tolérante que la nôtre (admettant des psychologues comme C*onsultants* dans ses services !) et surtout pour l'inventivité de ses psychanalystes. Je me rendis donc à plusieurs reprises dans l'étonnant foyer de la recherche analytique qu'était la Tavistock Clinic et découvrit en marge d'elle le Cassel Hospital où T.S. Main proposait, entre autres, des cures familiales. Des années après, j'en trouvai un très valable reflet au Hasegawa Hospital, en banlieue de Tokyo. La possibilité fructueuse d'une prise en charge à plein temps, plus psychanalytique que médicale, s'y révélait.

Enfin, revenu en région parisienne, je passais des années décapantes auprès de Lucien Bonnafé. Il me familiarisa en effet avec la dynamique sociale des troubles, tout en me laissant découvrir peu à peu l'inadéquation du regard médical, mais sans me suivre sur ce terrain. Aussi, avec deux de mes internes les plus brillants et entreprenants, nous mîmes en forme un projet qui nous permettrait de travailler mieux et plus librement en analystes, hors des hôpitaux et du marais médico-psychiatrique. Faisant coup double, nous voulions concrétiser la vision de Freud, remontant à 1918, d'une institution psychanalytique populaire, publique, tout en nous libérant des illusions du psychiatrisme ambiant : ce fut l'Imagerie de Vitry.

Illusion ? Non, car l'institution résiste, mais sans s'être multipliée ni avoir fait école, tandis que nos livres et articles n'ont pas éveillé plus d'émulation que de polémique. Nous avons affaire à forte partie, notre époque étant plombée par le retour en force de croyances religieuses et politiques archaïques. Or, huit siècles plus tôt, dans un contexte assez semblable, le rationalisme d'Ibn Rochd (connu en Occident comme Averroès) fut déformé, calomnié puis ignoré, et lui exilé… Aujourd'hui Pouvoirs, Ordre et Argent réagissent de façon plus voilée, bien que toujours aussi hostile, à la moindre pensée libératrice. Remonter un tel courant est ardu, mais nous sommes confiants quoique sans illusions.

Table des matières

L'HARMATTAN ITALIA
Via Degli Artisti 15; 10124 Torino
harmattan.italia@gmail.com

L'HARMATTAN HONGRIE
Könyvesbolt ; Kossuth L. u. 14-16
1053 Budapest

L'HARMATTAN KINSHASA
185, avenue Nyangwe
Commune de Lingwala
Kinshasa, R.D. Congo
(00243) 998697603 ou (00243) 999229662

L'HARMATTAN GUINÉE
Almamya Rue KA 028, en face
du restaurant Le Cèdre
OKB agency BP 3470 Conakry
(00224) 657 20 85 08 / 664 28 91 96
harmattanguinee@yahoo.fr

L'HARMATTAN CONGO
67, av. E. P. Lumumba
Bât. – Congo Pharmacie (Bib. Nat.)
BP2874 Brazzaville
harmattan.congo@yahoo.fr

L'HARMATTAN MALI
Rue 73, Porte 536, Niamakoro,
Cité Unicef, Bamako
Tél. 00 (223) 20205724 / +(223) 76378082
poudiougopaul@yahoo.fr
pp.harmattan@gmail.com

L'HARMATTAN CAMEROUN
TSINGA/FECAFOOT
BP 11486 Yaoundé
699198028/675441949
harmattancam@yahoo.com

L'HARMATTAN CÔTE D'IVOIRE
Résidence Karl / cité des arts
Abidjan-Cocody 03 BP 1588 Abidjan 03
(00225) 05 77 87 31
etien_nda@yahoo.fr

L'HARMATTAN BURKINA
Penou Achille Some
Ouagadougou
(+226) 70 26 88 27

L'HARMATTAN SÉNÉGAL
10 VDN en face Mermoz, après le pont de Fann
BP 45034 Dakar Fann
33 825 98 58 / 33 860 9858
senharmattan@gmail.com / senlibraire@gmail.com
www.harmattansenegal.com

www.ingramcontent.com/pod-product-compliance
Lightning Source LLC
LaVergne TN
LVHW010023081026
849535LV00016B/2979